毎日の診療が楽しくなる

歯周病
コーチングの
ヒントと応用

著　石田恵子

一般財団法人　口腔保健協会

はじめに

　学生時代「なぜ，歯科衛生士は，国家資格を与えられているのに看護師さんと同じように患者に医療行為を行えないのか？」と言って講師を困らせた事を思い出します．当時私は，"歯科衛生士資格"は国家資格なので，看護師と同じレベルの高い知識と同等の資格を習得し，患者さんを救う仕事なのだと思っていました．国家試験に合格し歯科医院へ就職しましたが，私の仕事は何なのか？職人なのか？その頃からずっと考えてきました．その答えはやっと40代になって出せるようになり，歯科衛生士の立場から歯科を提供できることだと思えるようになりました．答えが見つかるまでの暗中模索は，好奇心となり学びの原動力となりました．私の出した答えは，自分の知識と経験，また日々進歩する新しい医療の情報をいかに患者さんへ分かりやすく提供し，口腔という消化器官のスタートにかかわる医療者として，全身の健康をサポートする歯科衛生士であり続けることでした．

　患者さんへ情報の提供や治療の説明，補綴の説明，何年後かの患者さんの口腔状態を予測し現在の疾病に対処するには，患者さんへの啓蒙と理解が不可欠になってきます．啓蒙と理解に導くには，医療者に質の高いコミュニケーション能力が必要だと気づきました．また医療保険制度により，最低限度の治療は可能ではありますが，それ以上の高度な治療については自費の治療となる現在，予防が大切な歯科ではそれを理解してもらい，患者さん自身が自分の未来を考えた治療を選択してもらう必要があります．それにも，歯科衛生士のコミュニケーション能力が重要になってきます．コミュニケーション能力を上げるためにいろんな本を読んだり，セミナーに参加したり歯科に役に立つと思ったことは，すぐに取り入れて試してみました．失敗したり成果をあげたり紆余曲折した結果，コーチングを知りました．

　コーチングを何か所かで学び，これこそ歯科医療従事者に役に立つスキルだと確信しました．そして，どのように歯科に取り入れたら良いのか長年考えてきました．そこで生活習慣病の改善にすでに取り入れられている糖尿病コーチングを参考に，歯周病コーチングとして発表したところ，多くの歯科医師・歯科衛生士から賛同をいただきました．私のコーチングのセミナー内容をさらに理解していただくために，本書を参考にしていただければと思います．この本の理解の方法は，まず，一般的なコーチングのことを理解していただきます．次にコーチングを行う前の準備について学んでいき，具体的な歯周病患者さんへのコーチングについて学んでいきましょう．

　この本が，患者さんとの信頼関係や日々おこる問題の解決に役立てば幸いです．

2012年5月

石田　恵子

目　　次

はじめに

第1章　コーチングについて　6
1. なぜ？歯科医院でコーチングが必要か／6
2. コーチングの日本での浸透／7
3. コーチングの定義／8
4. 医療での活用／9
5. コーチングとは何か？／10
6. コーチングの基礎／11
7. コーチングで気づいたこと／12
8. コーチングの副産物／13

第2章　コミュニケーションに違いを作る　14
1. コミュニケーションって何ですか？／14
2. コミュニケーションで使うものは？／15
3. コミュニケーションに大切なこと　―Part1　認識の共有―／17
4. コミュニケーションに大切なこと　―Part2　環境―／18
5. 伝える力をつけるには／19

第3章　自分を知るヒント　22
1. 自分の知らない自分　―ジョハリの窓―／22
2. 自分の性格傾向を知る　―交流分析―／25
3. 自分の性格傾向を知る　―エゴグラム―／26
4. 自分の性格傾向を知る　―エニアグラム―／27

第4章　歯周病コーチングについて　30
1. 歯周病コーチングの目的／30
2. 歯周病コーチングは人間関係が大切／31
3. 患者さんの気持ち／32
4. 患者さんの第一声／33
5. 医療者側がやりがちなこと／34
6. 歯周病コーチングのステップ／35
7. 歯周病コーチングの自己管理について／37
8. ゴールは通過点／38

第5章　相手を知るヒント　40
1. マズローの欲求段階説／40

- **2** 患者さんを知るには ―カウンセリングとセラピー―／42
- **3** ティーチング・カウンセリング・コーチングの違い／43
- **4** 患者さんからの不満の対処法／44

第6章 歯周病コーチングの基本スキル ・・・・・・・・・・・・・・・・・ 48
- **1** 歯周病患者さんへの承認／48
- **2** 歯周病コーチングの3つの"きく"／50
- **3** 傾聴について／51
- **4** 自己管理／55

第7章 歯周病コーチング ―性格タイプ別― ・・・・・・・・・・・・ 58
- **1** ドクター・スタッフのタイプ別対応 ―エニアグラム―／58
- **2** 患者さんのタイプ別対応 ―エニアグラム―／60
- **3** タイプ別の3つの中枢／62
- **4** 特徴ある患者さんの性格別対応／63
- **5** コミュニケーションを成功させるための秘訣／65

第8章 歯周病コーチング ―アクティブ・リスニング― ・・・・・・ 66
- **1** アクティブ・リスニング（積極的傾聴）／66
- **2** オウム返しについて／68
- **3** 声なき声を聴く／69
- **4** 沈黙／70

第9章 歯周病コーチング ―質問技法― ・・・・・・・・・・・・・・・ 72
- **1** 質問技法／72
- **2** なぜ？となに？／73
- **3** GROWモデル／74
- **4** SMARTの5つの特性／75
- **5** 目標を明確にする質問例／76

第10章 歯周病コーチング ―まとめ― ・・・・・・・・・・・・・・・・・ 78
- **1** 歯周病コーチングを使う患者さん・使わない患者さん／78
- **2** 歯周病の診断・治療計画／79
- **3** 患者さんの状態の把握／81
- **4** 全身疾患を踏まえた指導／82
- **5** 歯周病コーチングによる行動変容／82
- **6** まとめ／84

参考文献 ・・ 86
索引 ・・・ 87

第1章

コーチングについて

1　なぜ？歯科医院でコーチングが必要か

　歯科医院数がコンビニエンスストア数と比較されている現状から，いかに歯科医院数が多いか理解することができます．その中で歯科医院を維持していくためには，来院してくださる患者さんが十分満足する対応を考える必要があります．患者さんの満足の度合いは，十分な治療と患者さんとの"コミュニケーションの質"に大きくかかわっていることをご存じだと思います．では，診療中に患者さんへの満足の提供はどのように行えばよいのでしょうか．

　歯科スタッフの毎日は，医療事故を起こさないことをはじめとして，多くのことに気をつかいながら診療に携わります．その1日は，医院の清掃，器具の準備などから始まり，初診の患者さんへの問診や急患の患者さんへの対応，一人ひとり異なる治療の必要な患者さんへ速やかに正しい治療を行うことですが，患者さんを相手に歯を治療するだけでは，患者さんへ満足のいく治療ができなくなってきました．治療前後の短い時間こそコミュニケーションをとり，患者さんの求めていることをキャッチする必要性が出てきます．患者さんの望みを知ることや必要としていることを聞き出し，速やかに対応することができると患者さんの満足度はさらに上がり，信頼関係が密となります．

　歯科医院では，常に医療事故を起こさない，迅速な治療や丁寧な対応，などの高い職務レベルと責任を負う職場だからこそ，新しいコミュニケーションスキルであるコーチングを役に立てていただきたいと思います．またコーチング・スキルは，スタッフ間でのコミュニケーションにも大変役に立ち，チーム医療をスムーズにすることができるでしょう．

2　コーチングの日本での浸透

　スポーツからビジネスシーンへ，そして医療現場へとその活用分野が業種を超えて広がっていきました．コーチングがスポーツ以外のビジネスの分野で注目されるようになったのは，1980年代の米国だといわれています．企業経営者や管理職自身がコーチをつけ，1990年代にプロのコーチやコーチングを養成する機関や出版物が多くなりました．

　日本では，1997年にプロコーチ養成のための会社が設立され，コーチングが普及しました．最初は，主に経済界での管理職のスキルとして浸透していきました．その後，新聞や経済誌・TVなどでコーチングが企業の活性化や業績アップに繋がっていると報道されたことにより，さらに多くの企業で業績アップのためのビジネスコーチングが浸透していきました．今では管理職必須スキルとなり，部下の能力を引き出すためにコーチングを身に付ける研修が行われています．業績が上がることが分かると盛んにコーチングを身に付ける人が増えました．私も管理職の人たちに交じって学んだ一人です．私は企業でのカウンセリングを勉強し，産業カウンセラーやキャリアコンサルタント・心理相談員などの資格を習得しました．それらのスキルを医療現場に活用し，目覚ましい成果を上げることができるのではないかと考えたのです．その中で1番活用できたのが，コーチングでした．

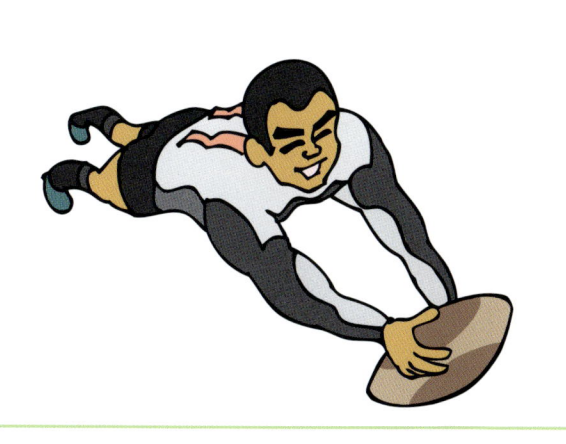

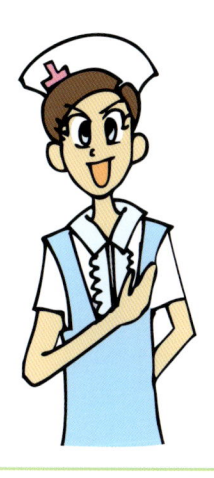

3 コーチングの定義

　日本でのコーチングの教育機関である，コーチ21は，部下の育成に成功しているマネージャーのコミュニケーションには共通の特徴があり，他者の能力を引き出すことに優れた人のコミュニケーションを体系的にまとめたものが，コーチング・スキルであるとしています．

　またCo-Active Coachingを提唱するCTI（The Coaches Training Insfitute）では，クライアントの人生そのものを扱い，クライアントが何を望んでいるのかに焦点を当て，コーチングを通してより質の高い人生，つまり，より充実感に満ちあふれており，よりバランスが取れてその結果よりよい人生が得られるように側面から支持することがコーアクティブコーチングだとしています．

　国際コーチ連盟（ICF：International Coach Federation）（http://www.coachfederation.org/）が定める定義は，コーチングを行うコーチは以下のことについて責任を持つとしています．

①クライアントとともに実現したい目標に道筋をつけ，探究し明らかにする．
②クライアントの自己発見を促す．
③クライアントの中から生まれる解決方法や戦略を引き出す．
④責任をもってクライアントを守る．

（本間正人，松瀬理保：コーチング入門，38，日本経済新聞出版社，東京，2006，より引用）

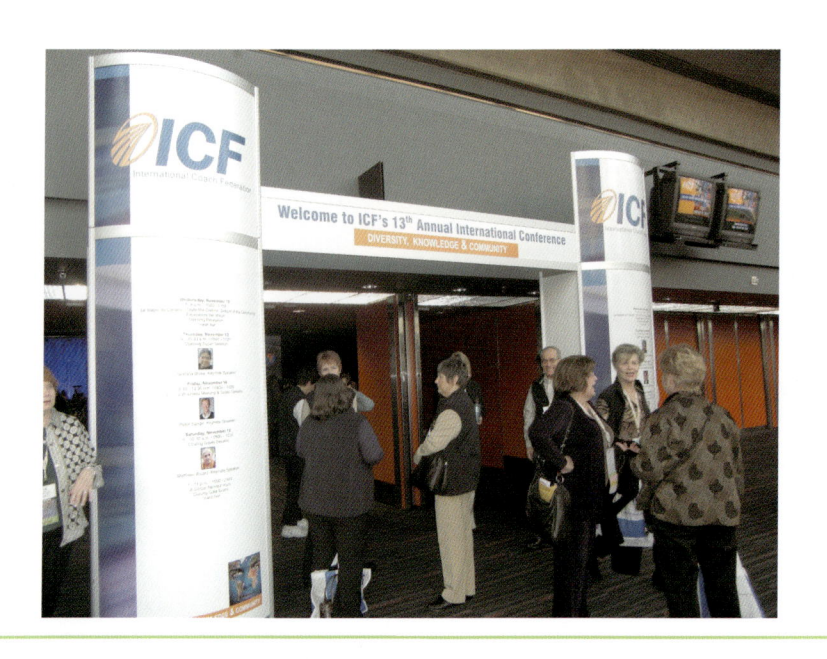

4 医療での活用

　医療は，物を売る商売ではありませんがどちらかといえばサービス業に分けられることがあります．私たちは，患者さんの健康を守り，治療しサポートすることで診療費をいただいています．そう考えると，"より質の高い医療の提供"と"より良いサービス"を行わなければならないのは当然です．では"医療者のより良いサービス"とは，何でしょうか？それは，日々進歩する新しい医療の提供ですが，さらに他と差別化を図るとするならば"一流の情報提供の仕方"が必要となります．商売と違い，「私の作った車をどうぞ買ってください．私の車のいいところは馬力が…」などの売り込みは歯科医院内で行われる会話ではありません．しかし，人口の減少と高齢化社会，世界的な経済不況の中，歯科医院側は，患者さんへの丁寧な説明と心地よい対応は最低限行わなければ，廃業の危機に追い込まれる状態となってきています．他業種に勤務した経験から医療業界を見ると，まじめで誠実な人間の集まりであり，日々こつこつとまじめに診療すれば医院経営はこれまでは成り立っていましたが，ここにきて，誠実な診療だけでは立ち行かなくなっていると院長方は感じているのではないでしょうか．また歯科医院経営は，国の保険制度で守られてきた面を持っていますが，高齢化にともない保険医療制度が破綻する可能性もささやかれ，これからは歯科医院経営が難しくなる現状も視野に入れる必要があります．

　私が講演をはじめた2002年は，コーチングを知っている方は，ほとんどいらっしゃいませんでした．しかしいち早くコーチングの有効性に気づいた院長や事務長方が，企業が行っている管理職スキルコーチングに興味を持ちはじめた時期で多くいらっしゃっていました．最近になり2011年では，セミナー参加者の半数がコーチングをご存知です．ただ残念なことに本を読んだだけでは，なかなかそのセンスは伝わりにくい部分があります．

　コーチングは，対話形式で行われてその成果を発揮するものですので，本を読んで，頭で覚えたから習得できるというものではありません．具体的には次章より解説していきたいと思います．

5　コーチングとは何か？

　コーチングとはクライアントが何を実現したいのか，そのためには何が必要なのかをひたすら聴いて，答えを引き出すスキルです．コーチングを行う立場を coach（コーチ）と呼び，受ける立場をクライアントと呼びます．コーチは，常にクライアント以上の強い決意と感心を持ってクライアントに寄り添います．

　コーチは聴き出すスキルを使い，クライアントが手に入れたい成果に集中し，クライアントの"今"に焦点をあてる問いを投げかけます．例えば焦点を当て続ける質問をクライアントに投げ続けると，自分自身の中だけで，堂々巡りしていた考えが明確になり，問題解決することが可能となります．問題の解決ができると，おのずと行動に変化が起こります．

　一人では，何カ月も問題を解決することができなかったことも，コーチングを受けることにより成果を手にすることができるのです．

　コーチングは，クライアントの問題に対して答えを与えたり，誘導してはなりません．またコーチ自身が自分の問題にとらわれたり，自分勝手な解釈でクライアントを批判したり，中傷することは許されません．ゆえにコーチは自分の言動や思考傾向など自分自身を知り，自分のコントロールに大変な訓練が必要とされるのです．コーチングを身に付けることは，自分自身のことも知り，さらに新しいコミュニケーションスキルも同時に身に付けることだといえます．

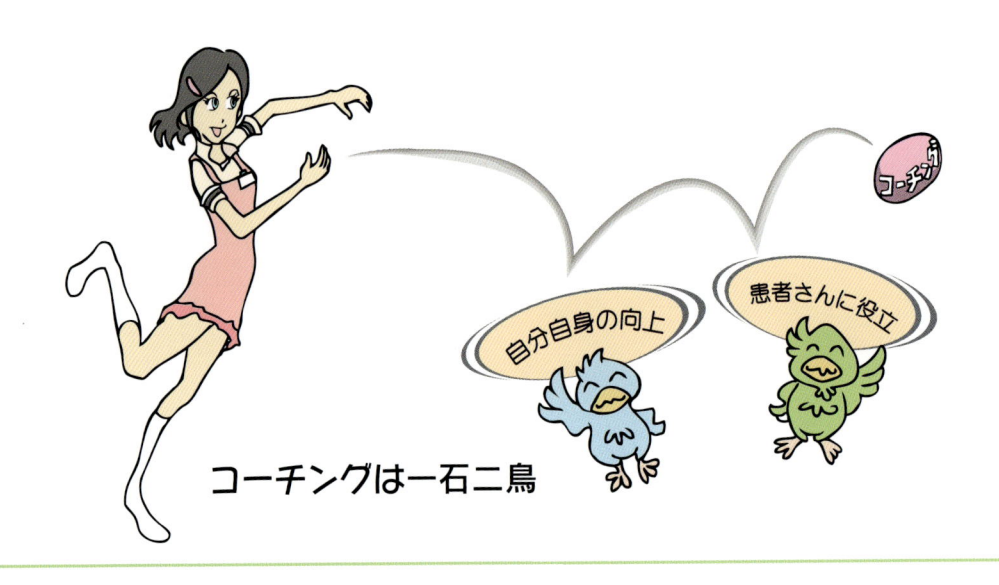

コーチングは一石二鳥

6　コーチングの基礎

　コーチングは，私が学んだCTIジャパンのCo-Active Coachigでは，「4つの礎」と呼ばれる考えを土台にしています．

> 1. クライアントはもともと完全な存在であり，自ら答えを見つける力を持っている
> 2. クライアントの人生全体を取り扱う
> 3. クライアントが主題を決める
> 4. クライアントと意図的な協働関係を築く

（ローラ・ウィットワース，ヘンリー・キムジーハウス，フィル・サンダール，CTIジャパン訳：コーチング・バイブル，第1版，28，東洋経済新報社，東京，2002．より引用）

　コーチとクライアントの関係は守秘義務を前提に，クライアントに行動を起こさせること，クライアントの学びを深めることなどあげられます．主題はクライアント自身が決めるので，その成果もクライアントの望むものとなります．コーチが出す「問い」は，出来合いの質問ではありません．コーチが自分とクライアントの個性をしっかりと理解し，クライアントに好奇心を持ち続け，先入観や固定観念にも振り回されることなく，クライアントと向き合うことでコーチの内面から導き出される「問い」なのです．その「問い」がクライアントの新しい世界への入り口となります．

　私自身がコーチとしてクライアントから学んだことは，私の出す「問い」でクライアントが新しい自分の側面に気づき，問題解決の糸口や，何らかの行動を毎日の生活の中に現すことができようになることです．クライアント自身が気づき，選択し，導いた答えは，喜んで行動を起こし何らかの結果や成果を手に入れることができることを体験し，コーチングは役に立つスキルであることを学びました．カウンセリング技術は，"今，この時"に焦点をあて，精神的な安定や気づきをクライアントが手に入れることができます．コーチングは，"今，この時"に焦点を当てつつ"明日・未来"へもその焦点があたります．そこがカウンセリングともっとも違う点です．技術は大変よく似ていますが，まったく違う結果をクライアントは手にすることとなるのです．具体的にどのような結果が手に入るかは，クライアント次第で認識していなかった願望に気づいたり，目的を定めた成果を手にしたり，自分自身の強さに気づいたり，など様々なことが引き出されます．

　私は，この体験からコーチングは歯科医院で大変有効的に活用できると確信しました．

7　コーチングで気づいたこと

　私自身もコーチを雇い「歯科にコーチングを取り入れる」という活動に取り組んでいます．2004年から始まった私の取り組みは，現在の「歯周病コーチング」へと繋がっています．歯周病コーチングの技術を用いて気づいたことは以下の点です．

　①患者さんがあきらめかけていた口腔内に希望を持ち出す．
　②自分が変わることで少しでも快適な口腔環境を手にいれることにできると気づき始める．
　③行動に変化が起こる．

　"どうにかしなければ"と気づいた患者さんは，タバコの本数を減らす，歯磨きの回数を増やす，微糖のコーヒーを無糖にする，自分にあった歯磨剤を探す，情報にアンテナをはる，など考え行動を起こしはじめます．それも本人が自ら考えてやってみようと行動を起こしたことなので，指示されてやるという"やらされ感"からではなく，自ら考え選び行動する"自分が治す"へと，その結果に大きな影響を与えるのは想像に難くないことです．

　例えば歯周病患者さんは，
　初診時⇒"自分の歯は，どうなっているんだ"　と不安を抱え来院し，
　次に変化がなかった場合⇒"どうにもならない"　という気持ちを経て
　"どうでもいいや"　と投げやりになったりしながら歯周病が重症となっていきます．
　よく，患者さんから
「私は歯を磨いているけど，"どうにもならない"」
「仕方ない．」
「歯科医院に行ってもいつも歯を磨けと言われるけど，"磨いても磨いても"治らない．」
など歯科医療者ならば2，3度聞いている言葉です．こちらも手を変え品を変え何とか，個々の患者さんにあった施術やTBIを行ったり保健指導を行いますが，完治しないのが歯周病の特徴です．

　患者さんの中には，歯科医院に行けば"治るものだ"と考え来院し，"治癒しない"ことを知ると，歯科医院のレベルが低いと判断し，歯を抜かなくてもいいはずだと来院しなくなる人がいたり，ドクターショッピングを行う方もいます．歯科医院は，このような患者さんの口コミは大変に気になり不安要素となりますが，これまでの指示・命令での指導方法では，その状態から抜け出せないのが現状です．

　不安要素を少なくするためにも患者さんに理解し納得していただく方法を身につける必要があります．その方法の一つとしてコーチングのアクティブ・リスニング（積極的傾聴）が活用できます（第8章参照）．

8　コーチングの副産物

　不安要素といえば，良くもあり悪くもある"口コミ"は押さえておく必要があります．なぜなら患者さんは治療について専門的に理解できていなくても，院内の雰囲気や医療者の対応は，来院患者さんが敏感に感じ取って理解しているものです．

　特に女性の場合は，喫茶店などでおしゃべりをします．その声が，「歯医者さんに行ったら先生がスタッフの人に怒鳴っていて怖かったわ」とか，「あそこのスタッフの人，愛想がなくて話し辛くて痛いの我慢しちゃったわ．あの歯科医院は行かない方がいいわよ」など聞こえてくることがあります．ちょっとしたドクターとスタッフの擦れ違いが大きなトラブルとなり，それが診療中に垣間見えてしまったのです．こうなってからでは，院内の人間関係も修復するのに時間がかかったり，患者さんの来院数も減ってしまう恐れがあります．問題解決としてコーチングを取り入れた歯科医院では，スタッフ間のコミュニケーションが円滑になり，今まで問題だとされていたことが短期間で解決し，スタッフ間や患者さんとのトラブルも少なくなりました．さらに，チーム医療がしっかりと成り立ち，患者さんとの信頼関係が深まることで，保険点数や自由診療のアップへと繋がった歯科医院も多いようです．

　このようにコミュニケーションの取り方次第で大きな問題に発展してしまうこともありますし，良い成果を手にすることもできます．では，この「コミュニケーション」とは，何でしょうか？辞書やインターネットで検索すると「社会生活を営む人間が互いに意思や感情，思考を伝達し合うこと．言語・文字・身振りなどを媒介として行われる．」と記載してあります．コーチングは，新しいコミュニケーション術だと表現されることもありますので，次章にてコミュニケーションについて解説していきます．

第2章

コミュニケーションに違いを作る

　「患者さんとコミュニケーションをとってください」「スタッフ同士のコミュニケーションをスムーズにしましょう」など，人間関係においてコミュニケーションが大切だと皆さん理解しています．コミュニケーションの取り方が悪くて，人間関係がぎくしゃくして気まずい雰囲気に悩んだことがありませんか？コミュニケーションをしっかり理解して，どこが間違っているのか理解できれば対処方法もみつかります．例えば院長に怒られた，患者さんを怒らせた，後輩に腹が立ったなど悪いコミュニケーションの状態を良い状態にするにはどうしたらいいんだろうと，暗い気持ちで思い悩む時間が少なくてすむでしょう．コミュニケーションについて学んでみましょう．

1　コミュニケーションって何ですか？

　「コミュニケーションって何ですか？」と聞かれてすぐに答えられる人は少ないと思います．「コミュニケーションとは何か」と説明を求められたときに，どのように答えるのか少し考えてみてください．すぐに「コミュニケーションとはこれこれしかじかです.」と説明できたでしょうか？
　じっくり考えてから分かり合うことかな？
　自分と相手の間に何か思いが通じることかな？
など浮かんできたことと思います．
　コミュニケーションとは，相手と自分との間に同じ情報や感情を分かち合ったり共有することをいい，共有できたときにコミュニケーションが成立したといいます．ですから，一方的に自分の思いを伝えただけではコミュニケーションを取ったということにはなりませんし，相手のいうことを単に聞いただけでもコミュニケーションを取ったということにはならないのです．双方向のつながりを作り，コミュニケーションが成立するような対応を意識して心がけることが大切です．
　患者さんと医療者との間でも治療説明時などに，専門用語を使って説明しても患者

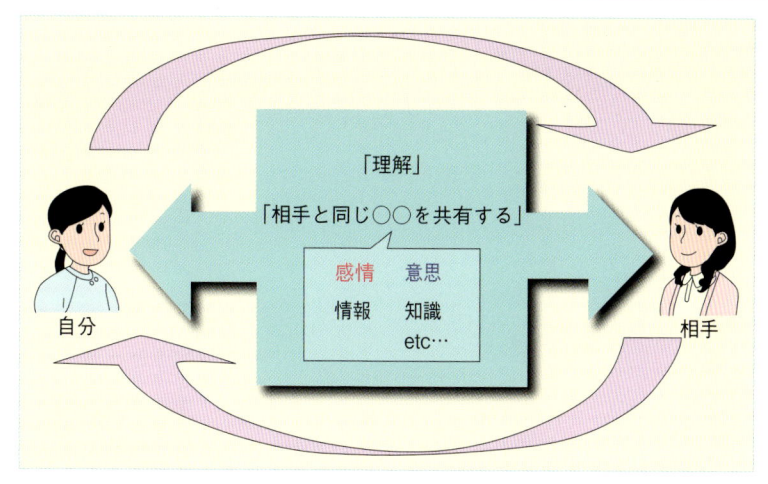

第2章　コミュニケーションに違いを作る

コミュニケーションの成立

さんの理解を得られません．それどころか，コミュニケーションが成立していない状態に気づかないでいると大きな問題へと発展していきます．

　コミュニケーションとは何なのか．しっかりと理解していると自分のまわりの人間関係にもトラブルが少なくなることでしょう．

2　コミュニケーションで使うものは？

　コミュニケーションを取るときに，私たちは，無意識のうちに言葉だけではなく，文字や声のトーン，身振り手振りなどを使い，相手とコミュニケーションを取ろうとします．

　就職活動をする学生がコミュニケーション能力を上げるために勉強する「メラビアンの法則」というのがありますのでご紹介します．

　メラビアンは次のような結論を出しました．人と人とが直接顔を合わせるフェイス・トゥー・フェイス・コミュニケーションには基本的に3つの要素があり，その3つとは，①言語，②声のトーン（聴覚），③身体言語（ボディーランゲージ：視覚）です．

①言語：「人が音声または文字を用いて思想・感情・意志などを伝達するために用いる記号体系．また，それを用いる行為である」（広辞苑第六版より引用）．
②声のトーン：声の高低や抑揚・口調など
③身体言語：身体を動かして感情・意志などを伝達することです．

　そして，これら3つの要素は，メッセージに込められた意味・内容の伝達の際に占める割合がおのおの違うことを発見しました．これらの要素が矛盾したメッセージ内

15

容を受け手に送っている状況下において，言葉がメッセージ伝達に占める割合は7％，声のトーンや口調は38％，ボディーランゲージは55％であったそうです．

　効果的で意義のあるコミュニケーションをするためには，これら３つのメッセージ要素が，メッセージの意味を正しく伝えるように互いに補完しあう必要があります．つまり３つの要素は一致する必要があります．要素間に不一致・矛盾が発生した場合は，メッセージの受け手は異なる感覚から異なるメッセージを受け取ることになり，異なるメッセージや情報を与えられるため，不快な思いをすることなります．

　次の例は，言語コミュニケーション（バーバル）と非言語コミュニケーション（ノンバーバル）に不一致が生じた場合です．

言葉：「私は，大丈夫だよ」
態度：目線を合わせない，浮かない表情をする，等

　この場合，受け手はコミュニケーションにおいて優勢な要素の方を受け入れる傾向があります．すなわちメラビアンによれば，非言語コミュニケーション（38＋55％）の方を，言ったとおりの言葉（7％）よりも信用するということです．そのため，非言語コミュニケーションでの「私は，大丈夫じゃない」というメッセージを感じ取り，相手に対応することになります．

　この「メラビアンの法則」から学べることは，患者さんとコミュニケーションを取ったときの反応に少しでも不一致を感じた場合は，率直に患者さんへ「どうかされましたか」など尋ねてみることです．患者さんが伝えたくてもなかなか言い出せなかったことを聞き出す助けになります．そして，医療者との間に安心した関係性を感じることができます．

　一歩踏み込んだ患者さんとの関係構築は，自信へと繋がることでしょう．

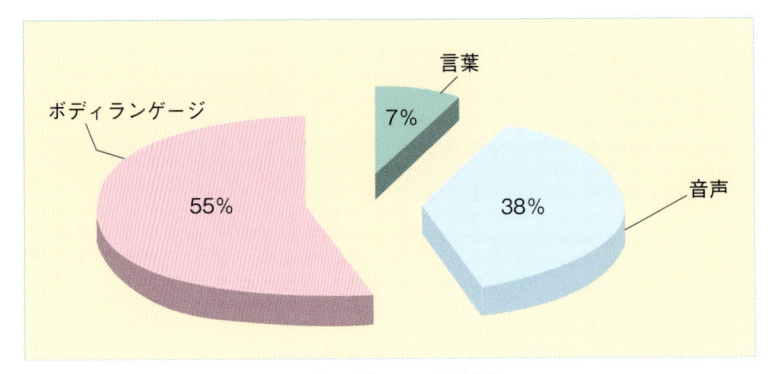

メラビアンの法則

3　コミュニケーションに大切なこと　―Part 1　認識の共有―

　コミュニケーションを取るときには"言えたか"ではなく"伝わったか"が大切になってきます．患者さんへの説明や指導のときなど，専門用語を使って説明し，理解を求めていた状態から，専門用語をなるべく分かりやすい言葉に置き換えて説明し，理解していただく傾向となってきました．

　このことからも"言えた"ことよりも"伝わった"かに重きを置く社会環境の変化がみてとれます．

　例えば保健指導を行うときに，一番重要なことは，"言えたか"では，なく"伝わったか"に注意を向けることですが，医療者側は忙しさから口腔内の状態や治療内容を説明することに集中してしまいがちになることがあります．医療者側が一生懸命に説明をしているので，患者さんも一生懸命にその説明に耳を傾け聞いてくれます．すると，医療者側は患者さんが理解してくれたものだと思い込んでしまうことがあるのです．陥りやすいのは，
　「聞いてくれた＝理解してくれた」
と医療者側が勝手に解釈し治療をすすめてしまい，治療後に患者さんから，
　「こんなはずじゃなかった」
などと言われてしまうことです．

　これは，医療者側の"言えた"という認識が大きく障害となって問題へと発展してしまう原因を含んでいることが分かると思います．

　医療者側は，"言えた"から"伝わった"かに焦点を当てることがもっとも大切だと認識しましょう．

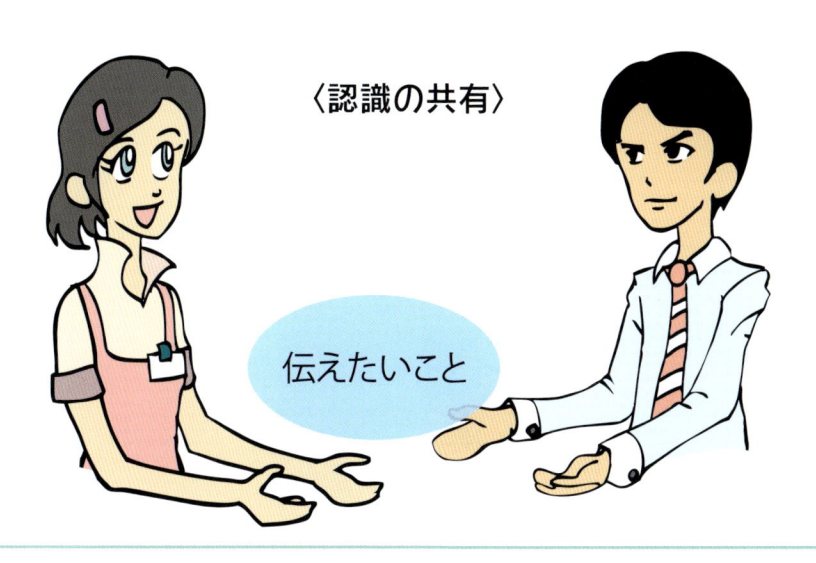

〈認識の共有〉

伝えたいこと

4　コミュニケーションに大切なこと　―Part 2　環境―

　「患者さんと医療者の間に双方向からの同じ認識の共有＝コミュニケーションの成立」が必要となることを理解していただいたと思います．復習するとコミュニケーションの成立に必要なことは，患者さんと医療者の間に同じもの，例えば情報，知識，感情を共有することができてはじめてコミュニケーションが成立したといえます．そしてコミュニケーションを成立させるためにはその環境にも注意する必要があります．
　その環境とは，コミュニケーションを取る本人自身の①精神状態，②時間帯，③場所の3つのポイントに気を付ける必要があります．

①精神状態とは…気持ちが焦っていたりイライラしていたりなど不安定な感情のときには行わないということです．
②時間帯とは…患者さんに，痛みがあるときなどもってのほかですし，診療が立て込んでる時間帯などは避けるようにしましょう．それでも患者さんの都合がつかない場合は，予約の取り方などの工夫をして対応しましょう．
③場所とは…患者さんとのプライベートな話しを他の患者さんが聞こえるような状態で話していたら，患者さんは委縮してしまいコミュニケーションを取るどころではなくなってしまいます．ですからコミュニケーションを成立させたいときには場所に注意が必要となるのです．

　この環境の3つのポイントを踏まえることで患者さんと同じ認識を持って治療に向かうことができるようになり，
　　「自分の言いたいことが言えた」⇒「自分の伝えたいことが伝わって患者さんの治療ができた」
となることでしょう．
　では，その伝える力をつけるにはどうしたらよいのでしょうか．

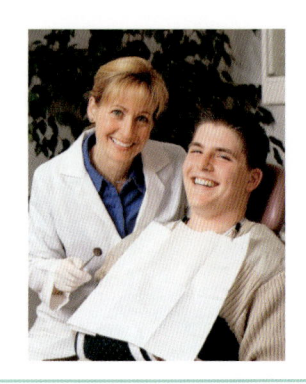

5　伝える力をつけるには

　伝える力をつけるには，まず，普段の人間関係においてどのような話し方や行動や価値観など持って生活しているのかを知っておく必要があります．伝える力はあなたが作っている生活環境から読み解くことができます．名前や出身地，生まれた日，住んでいる場所など具体的なことは，すぐに答えることができるでしょう．しかし，

> あなたが大事にしていることは何ですか？
> 今，大切にしている気持ちはありますか？
> 譲れない気持ちは何ですか？
> あなたのものの見方は？
> あなたの価値観は？

と聞かれて即答できる人は少ないと思います．
　このように普段何気なく毎日を過ごしていますが，改めて自分はどのような価値観や感性を持って生活しているのか考えてみることが，自分を知る手がかりになります．意識していない自分に意識を向けてみましょう．

「意識してない自分に目を向ける練習」

今の私の気持ちは？
今，私が大切にしていることは？
今，私が興味を持っていることは？
今，私がこだわっていることは？
今の私の価値観は？

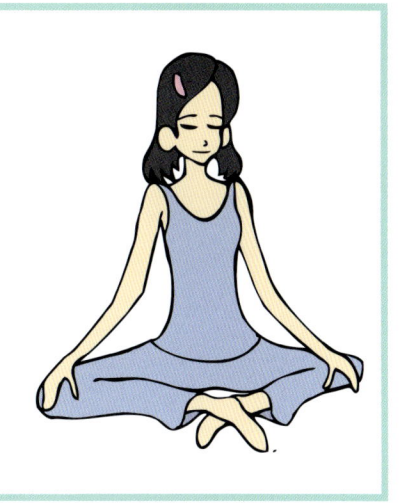

自分の背中は見えないといいますが，"自分の知らない自分"に目を向けてみると「私ってこういう性格だったんだ」，「こんなこと考えていたんだ」と改めて気づくことがあったと思います．

　次の章では，自分をさらに深く知るために性格傾向について理解しましょう．

第2章のポイント!!

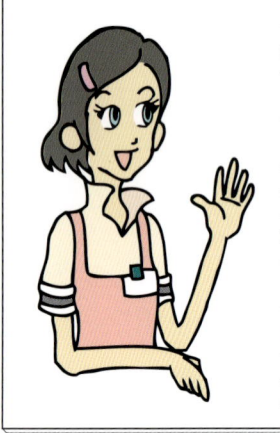

　コミュニケーションとは，相手を自分との間に，共通の感情や体験などを持つことを言います．コミュニケーションを成立させるには，自分が発しているすべてのことに気をつけましょう．自分が相手に非言語的コミュニケーションで何を伝えているのかに気づくこと，または，相手が自分に何を伝えたいのかを察することができればコミュニケーションの能力もさらに Up していくことでしょう．また，"言えた"ではなく"伝わった"かがポイントになります．

〈MEMO〉

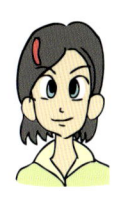

第3章

自分を知るヒント

「あなたってホントはおっちょこちょいね」「結構わがままだよね」「あなたは繊細だね」と自分が思ってもいないことを言われたことがないでしょうか．自分では気づいていない他人から見える自分の性格を知ってみたいと思いませんか？この章では，自分を知る旅に出てみましょう．

1　自分の知らない自分　―ジョハリの窓―

「私の性格は，○○○のような性格です．」と自分が理解をしている性格は話すことができますが，自分が理解していない知らない性格があることをご存じでしょうか．

人は社会生活を送るうえで，他人との関係性において，うまく対応しようとして自分の出し方を無意識のうちに決め，合わせようとします．"本当に自分が感じているように感じること"を抑え，自分と社会との折り合いをつけて生活をしているのです．折り合いをつけて生活しているうちに，自分の本当の感情を押し殺し，心の底に閉じ

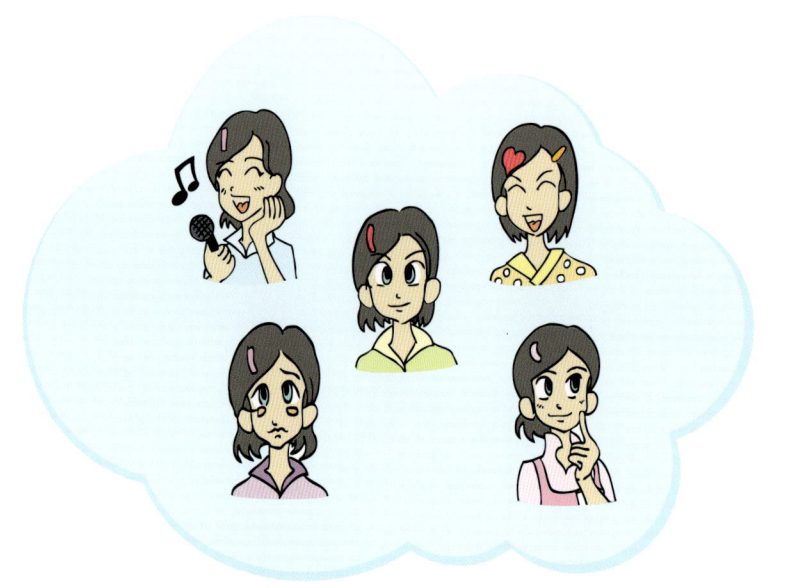

第 3 章　自分を知るヒント

込めてしまい精神のバランスを崩す人もいれば，折り合いをつけて本当の気持ちを感じないようにして自分の心を守り，または自分でも気づかなくなってしまったりします．それを世渡り上手という表現をする人もいます．

　このように人には，自分の知らない自分があり，それに直面したときにどのように対応すればよいのか理解しておけば，問題解決の糸口になります．自分のことを知ってほしいという欲求と知られたくない欲求について，精神科医により「人間関係における気づきのグラフモデル」というのが発表されています．通称「ジョハリの窓」といわれます．ここでは，自分の知らない性格について学び，人間関係の幅を広げるヒントにしましょう．"自分が知らない自分"があることは，相手にも"自分が知らない自分"があるということです．

　例えば，苦手な相手がいた場合，その苦手な人の苦手な部分について相手は知らない可能性もあるのです．相手自身が知らない性格について責めたり，嫌な思いをすることは，折角の人との縁を間違った対応でダメにしてしまうことにもなりかねません．またその反対も考えられるのです．自分が気づいていない性格に，周りの人が困っていたとするならば対人関係を広げるためにも知識として理解し，長い人生を生き抜く知恵として押さえておきましょう．

　この「ジョハリの窓」では，人の心を窓に例えました．人は，それぞれ

「自分も知っていて他人も知っている」：開放された窓

「自分は知っているが，他人は知らない」：秘密の窓

「自分は知らないが，他人は知っている」：盲点の窓

「自分も知らないし，他人も知らない」：未知の窓

この 4 つの側面があるというものです．

	自分に分かっている	自分に分かっていない
他人に分かっている	開放された窓 「公開された自己」 (open self)	盲点の窓 「自分は気がついていないものの，他人からは見られている自己」 (blind self)
他人に分かっていない	秘密の窓 「隠された自己」 (hidden self)	未知の窓 「誰からもまだ知られていない自己」 (unknown self)

ジョハリの窓

ジョハリの窓では，秘密の窓と盲点の窓を狭めることで新たな自分を知ることができ，人間関係の中で新たな関係を作り出すことが可能になると考えます．
　窓を狭めるには…

　「自分は知っているが，他人は知らない」：秘密の部分を狭める
　　　　　⇒「自己開示」を行う．
　「自分は知らないが，他人は知っている」：盲点の部分を狭める
　　　　　⇒「フィードバック」を行う．
　自己開示やフィードバックを行うことで「効果的な人間関係への変革」と「新たな自分を発見し創造性の発揮」ができるとしています．
　・自己開示…感情や考えなどを素直に相手に伝えることです．
　・フィードバック…相手がどのように自分のことをみているのか情報をもらうことです．

　人間関係で困ったことが起こったときなど，「相手が悪い」「相手が謝るべき」「相手が変わるべき」だと思っていたら，その関係が変わることは難しいでしょう．自分から関係に変化をつくりたいと思ったらジョハリの窓を思い出してください．きっとあなたを助けてくれることでしょう．そして，行動に移すことができたとき"自分の知らない自分"に気づき，精神的な成長と問題解決の手段を手に入れることでしょう．

ジョハリの窓の自分を歯科医療者，他人を患者さんと置き換えて考えてみましょう．

1. 歯科医療者も知っているし，患者さんも知っている
　　　　⇒歯科医院の場所であったり歯科医師，スタッフの名前
2. 歯科医療者は知っているが，患者さんは知らない
　　　　⇒治療の内容や経過など
3. 歯科医療者は知らないが，患者さんは知っている
　　　　⇒患者さんへの対応，説明の分かりやすさなど
4. 歯科医療者も知らない，患者さんも知らない
　　　　⇒両者が協力して質の高い診療を目指す

　自分が分からないこと，知らないかもしれないことは，患者さんに尋ねてみればいいのです．
　「何か理解できないことがありましたか？」
　「何か不愉快なことがありましたか？」

などです．このように，応用してみるといろんなことが分かるヒントになりますので，楽しんでみてください．

2 自分の性格傾向を知る ―交流分析―

　性格も違えば年齢や性別，社会環境や生活環境まで違う多種多様な人々とのコミュニケーションを取らなければいけない歯科医院では，自分の性格傾向を知ることは，患者さんの性格傾向を知ることに繋がります．そして人の行動変容へと繋がる効果的な質問を投げかける土台となり，思考や行動，発言などをより深く理解し，洞察するヒントとなります．また相手の性格をとらえることはコーチングを行うスキルの一つでもあります．

　では"性格"を作っているものは何でしょうか．精神科医が創った交流分析とエゴグラムは，形として表れない人間の心を理論体系的に分析したものですので活用してみましょう．

　交流分析（TA：Transactional analysis）は，1950年代にアメリカの精神科医エリック・バーン [E.Berne,1910～1970] によって創られた人間の交流や行動に関する理論体系で，同時にそれに基づいて行われる心理療法です．

交流分析：四つの柱

　①構造分析：個人の中で起きていることを理解する方法
　②交流パターン分析：2人の間に起きていることを理解する方法
　③ゲーム分析：不快感をもたらす特定な交流の型を理解する方法
　④脚本分析：個人が推し進めている人生プランを理解する方法

　基本的な考え方は，

　　①今，ここを大切にする．②過去と他人は変えられない．変えることができるのは現在の自分だけである．③人は誰でも自分の運命を自分で決定し，また，「その決定はいつでも変えることができる」という考え方です．

分かりやすい自己理解の方法でもあり，対人関係をより良くするカウンセリング技法としても使用できます．

　交流分析の目標は，自律性を得ることです．自律性は気づき，自発性，親密さの3つの能力で形成されており，3つの欲求理論，4つの分析理論のような基本的な考え方があります．

3　自分の性格傾向を知る　―エゴグラム―

　TA（交流分析）での自己分析の仕方の一つ，デュセイ [J.M.Dusay] が創案したエゴグラムがあります．エゴグラムは，人間には5つの心があり，その状態を分析，理解することで，自律性を得ることができると述べています．その分類の仕方を以下に記します．5つの心を自我状態と表現し，自我状態は，①厳格な親，②保護的な親，③合理的な大人，④自由な子ども，⑤従順な子ども，の5つの状態に分けられます．50～100問の質問形式のテストを行い，心のエネルギーが5つのどの状態が多いかで分析していきます．以下それぞれの説明を紹介します．

◆親の心（P）…親などの影響を受けて形成され，CP（厳格な親の心）とNP（保護的な親の心）に分けられる．
　CP（厳格な親の心）：信念に従って行動しようとする父親のような心．自分の価値観や考え方を譲らず，批判的である．
　NP（保護的な親の心）：思いやりをもって他者のために世話をする母親のような心．優しく，受容的である．
◆大人の心（A）…科学的な思考・行動の自我状態．
　A（合理的な大人の心）：事実に基づいて検討・判断する大人の心．冷静で客観的である．
◆子どもの心（C）…子どもの自由な感情・環境へ反応の自我状態で，FCとACに分けられる．
　FC（自由な子どもの心）：自分の欲求・感情に従って行動する自由な子どものような心．明るく，無邪気である．
　AC（従順な子どもの心）：自分の感情を抑えて他人に良く思われようとする従順な子どもの心．

　交流分析は自分を知るヒントになり，自分の強みが明確になったり弱みに気づいた

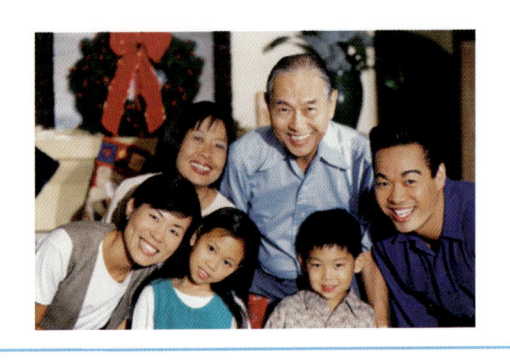

り，また自分の知らない自分に気づいたりすることができるでしょう．

　次に私が自分を知るヒントとして，セミナーで活用しているエニアグラムのご紹介をします．

4　自分の性格傾向を知る　―エニアグラム―

　エニアグラムとは，ギリシャ語で「9の図」という意味の幾何学図形であり，この図形をシンボルとして発展した性格タイプ論です．それは人間を9つの基本的な性格に分類したもので，それぞれの性格の働きを描いた「こころの地図」と言えます．エニアグラムは少なくともギリシャ哲学に遡るルーツを持ち，現代では心理学的研究が急速に進んで発展してきました．

　現在，もっとも効果的な自己成長のシステムの一つとして，ビジネス，コーチング，カウンセリング，教育などの様々な分野に取り入れられています．

　エニアグラムは，（人の性格を）9つの性格に分けてタイプごとの世界観や特性などについての理解を可能にしています．また，習慣的思考・感情・行動パターンについて，タイプごとにきわめて具体的に示してくれます．エニアグラムは，性格の自動的パターンからもっと自由になり，本来の自分の豊かさに触れ，成長していくためのものです．対人関係においても，性格の違いからくるすれ違いや葛藤に留まるのではなく，お互いを活かし合い，成長していくための助けになります．

　ただし，エニアグラムのタイプは性格テスト等によって自動的に判別されるものではなく，実際の自分を知るプロセスが必要です．そのため，自意識よりも深いところで自分に出会う手法や，客観的に自分を理解したり，他者への理解を深めるためのグループワークが必要となります．自分の性格タイプを探り，気づいていくプロセスそ

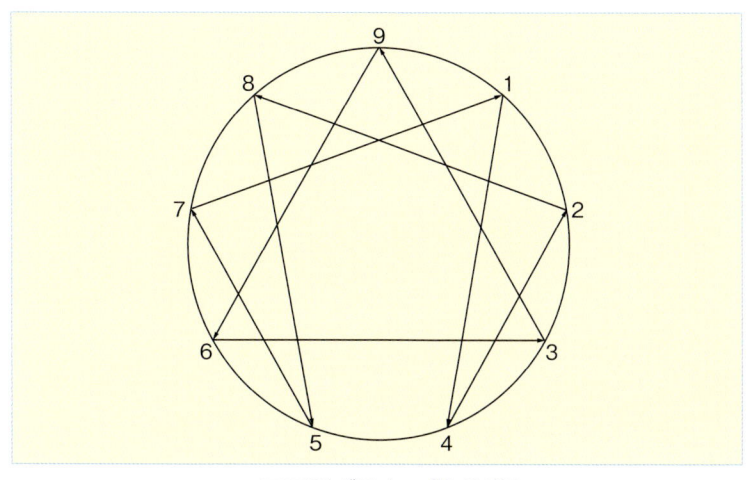

エニアグラム　「9の図」

のものが，自分の性格傾向を知るプロセスであると言えるでしょう．

> エニアグラムのタイプ分け
> 　タイプ1………完全でありたい人
> 　タイプ2………人の助けになりたい人
> 　タイプ3………成功を追い求める人
> 　タイプ4………特別な存在であろうとする人
> 　タイプ5………知識を得て観察する人
> 　タイプ6………安全を求め慎重に行動する人
> 　タイプ7………楽しさを求め計画する人
> 　タイプ8………強さを求め自己を主張する人
> 　タイプ9………調和と平和を願う人

（鈴木秀子：9つの性格　エニアグラムで見つかる「本当の自分」と最良の人間関係，PHP研究所，東京，1998．より一部引用）

　興味を持った方は，エニアグラムの診断テストがインターネットで無料で行えます．試してみたり，書籍も多くありますので手にとって学んでみましょう．自分の知らない自分の発見は，自己成長のヒントとなり人間関係の枠をはらい，苦手だと感じていた人ともスムーズな関係を創りあげることができるようになるでしょう．
　この章まで自分のこと・相手のこと人間関係に大切なコミュニケーションについて学んできました．次章では，これらを踏まえて歯周病コーチングについて学んでいきましょう．

第3章 自分を知るヒント

第3章のポイント!!

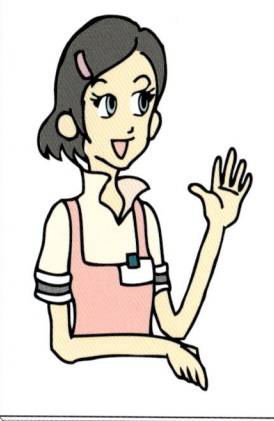

　ジョハリの窓では，人の性格には4つの側面があること，そしてそのバランスをどうするかは，あなた次第であることを理解してください．人間関係で問題が起こり，精神的に成長しなければいけないと感じたときなどに思い出して自己開示やフィードバックを使い問題を解決し乗り越えていきましょう．性格診断の種類も多くありますが，ここに紹介する交流分析やエニアグラムは大変分かりやすく，また奥の深いものです．一度は診断を行い活用してみましょう．自分の知らなかった自分を発見するということは感情のコントロールや人間関係のトラブルを少なくし，人生を楽しくすることでしょう．

第4章

歯周病コーチングについて

　「この歯は抜かなくてはいけないのは分かるけど痛くないから抜きたくないです」「抜くにしろ何にしろ先生（歯科衛生士）さんにおまかせしますよ」など長期管理の歯周病患者さんからこのように言われたことが皆さんあると思います．患者さんの希望も叶えてあげたいけど抜かなくてはいけない，でも抜いた後どれほど患者さんが不便を感じるのか予測がつく，次々に抜歯がはじまり義歯もなかなか合わないだろう etc…歯周病患者さんの希望に沿い，健康も損なわないようにするにはどうしたら良いのでしょう．
　第4章では，歯周病コーチングにそのヒントを見つけてみましょう．

1　歯周病コーチングの目的

　歯周病コーチングの目的は，患者さんをよく理解し，患者さん自身が進んで歯周病のコントロールを行い，進行しないように管理できるようにすることです．「健康な口腔内は自分で手に入れることができ，継続して守ることができる」という主体性を持っていただくのです．医療者は，歯周病コーチングを行う医療者でありコーチでもある立場を学びましょう．
　前章までに基礎となることを学んでいただきました．この章からは，実践編となります．日々の歯周病患者さんへの対応について考えていきましょう．
　歯科治療に来院する患者さんは，う蝕治療同様に削って詰めたら治るのが歯科治療だと思い込み，歯周病も同様に2〜3回治療すれば治るだろうと考え来院し，完治しない疾病であると聞いたときから，戸惑い混乱します．患者さんには，しっかりとしたインフォームドコンセントを行い，教育し，口腔内管理の重要性の理解を深める努力が必要となります．教育の内容と方法は，歯周病の種類によってもその説明内容に気をつけましょう．
　患者さんのモチベーションが1番高いのは，指導当日です．性別，年齢，職業，生活環境，生活習慣，病歴など，また歯周病の重症度，全身疾患の有無や理解力など

に応じて対応する必要があります．個別の対応や指導を行いしっかりと指導内容を記録し，それと同時に性格をとらえたアクティブ・リスニング（積極的傾聴）を行います．歯周病コーチングを使用するときには，指導時の患者さんの感情や表情，ボディーランゲージなどの記載も忘れずに行うと役に立ちます．その後のモチベーションの継続のために歯周病コーチングを用いての指導を行うとよいでしょう．

2　歯周病コーチングは人間関係が大切

　歯周病コーチングでは，新人歯科衛生士でも歯周病患者さんの指導や管理に自信を持ち，スムーズに行えるようなコミュニケーション能力を身につけることができます．また経験を積んだ歯科衛生士が，さらに患者さんとの長い歯周病の管理の中での問題解決や目標達成を積極的に行えることを目的とします．

　歯周病コーチングでは，医療者側と患者さんとの人間関係が大切です．まずお互いの信頼関係がないと始まりません．患者さんからすると，新人も経験のある歯科衛生士も同じ医療者です．どんなに患者さんのことを思っていても，患者さんから嫌われていたり，信頼されていなかったりしたら，保健指導も口腔内の管理もできません．では，信頼関係を作るには医療者としてどのような対応が望ましいでしょうか．前章で学んだコーチングのスキルを有効に活用していただきましょう．まず患者さんの気持ちを考えてみましょう．

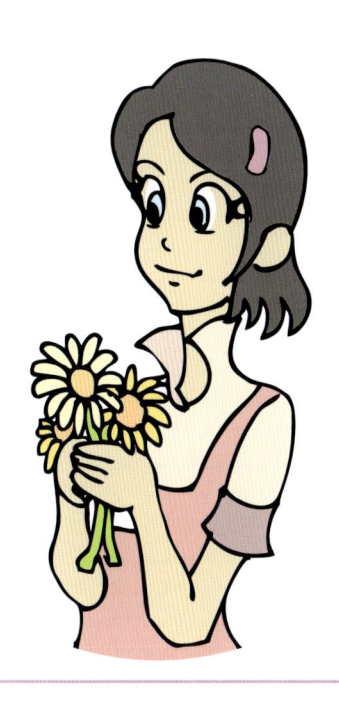

3　患者さんの気持ち

　歯周病患者さんは，毎日毎日どのような生活をしているのでしょうか．私が患者さんから聞いた話では…

　・朝，起きると口の中がねばっこい感じがする
　・口臭が気になり人と話すことが不安になる
　・1日中，歯が浮いたような感じがする
　・歯ぐきから膿がでる
　・歯がぐらぐらするから食べ物がよく噛めない
　・痛む
　・歯を抜くのは怖い
　・この先どうなるのか不安

などなどの気持ちを抱えて来院されるようです．そして診療室に入ると，固い診療ユニットに寝かされて…

　・歯が磨けていない
　・歯ぐきに歯ブラシが当たっていない
　・歯間ブラシを使ってない
　・また歯周病が進んだ
　・治すには，食生活に気を付けてタバコをやめろ

などなど医療者から注意されたり，歯を抜かれてしまう恐怖を味わったりするのです．自分の担当患者さんとじっくりと話をしてどんな気持ちでユニットに座っていらっしゃるのか，心から聴いて，医療者の心に留めることも患者さんとの信頼関係をつくる第一歩です．心から聴いてくれていると患者さんに伝わったなら，医療者としての自信もつくことでしょう．

　患者さんとの対話の中からコーチングを身に付けていけるように実践していただく課題をつくりました．実践し体験していくことでコミュニケーション能力をアップしていきましょう．

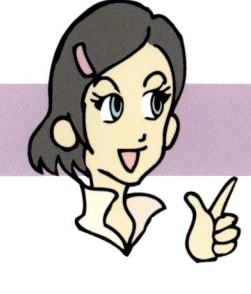

トライしてみよう　①

―患者さんの気持ちを知る―
　目的：患者さんの気持ちに焦点を当てて話を聞く
　実践：①患者さんが家を出てユニットに座るまでの気持ちを聞く
　　　　②歯周病だと言われて，どのように感じているのかを聞く
　　　　③保健指導を受けてどのように感じているのかを聞く

　患者さんの気持ちを聞いたときに，どのようなやり取りがあったのかノートに記入しておきましょう．患者さんの言葉をそのまま記入し，そのときの自分の反応も記入しておきます．後で振り返ったときに患者さんの気持ちや自分の得意・不得意な部分の対人関係に気づくことができるでしょう．成功した，失敗した，できた，できなかった，などの評価は，必要ありません．トライした自分を，ほめてあげてください．

4　患者さんの第一声

　患者さんがユニットに座り「歯を磨いている．一生懸命磨いているのに，なぜ？磨けていないのか？」と言われることがあります．"やっている"と"できている"とは大違いなのですが，患者さんにそのことを理解させていない医療者側の責任は重大であると言っていいでしょう．

　人には防衛本能というものがあります．自分にとって安全な場所であり環境であるならば本当の自分を見せてくれるかもしれませんが，患者さんの中には，正直に話すと年下の若い女の子に，歯磨きできていないと叱られ，その場をやり過ごすことやコミュニケーションを閉ざすことで，自分を守ろうとする人もいるでしょう．

　患者さんに理解してもらわなければならないことは，私たちは最強，最高の患者さんの味方であって，一緒に長い歯周病との戦いを共に乗り越える，頼りになる仲間であるということです．そして，そのメッセージを患者さんに送り続けることでもあります．

5　医療者側がやりがちなこと

　歯周病患者さんとの関係は長くなります．重度の患者さんの場合は，1週間に1回来院してもらうこともあるでしょう．1週間に1回会う相手なのにこんなことをやっていないでしょうか．

- 医療者側が一方的に話す
- 患者さんは自分の歯周病の状態について十分に理解していると思っている
- 患者さんは，自分で問題解決の方法を知っていると思っている
- SCしてクリーニングするのが仕事だからする
- 口腔内不良の患者さんは，不器用だ
- 歯周病の状態が改善しないのは，患者さんが頑固で言ったことをやってくれないからだ
- この患者さんは嫌いだ
- 指導したのだから，口腔内が良好になるのは当たり前だ

　非言語的コミュニケーションで患者さんに医療者側の潜在的な態度が伝わってしまったら，患者さんとの良好な関係を築けないばかりか，患者さんの口腔内も健康な状態へと導くことが困難になるので気をつける必要があります．

　患者さんとの信頼関係を築くには，患者さんに集中し，どのような精神状態であるのか，口腔内にはどのようなことが読み取れるのか，変化が見て取れるのか，細心の注意をはらい，観察するようにしましょう．

　ではどのような心構えが必要でしょうか．考えてみましょう．

◆歯周病コーチングを行う心構えについて

- 患者さんの言葉や態度に注意する
- 口腔内の少しの改善でも承認する
- 歯周病が進行しても患者さんの管理の不手際を責めない
- 患者さんに対して真摯な態度で接すること
- 良い状態のときも悪い状態のときも，事実をそのまま伝える
- 患者さんの味方であることを理解してもらう
- 患者さんの口腔内の状態を1番理解し，問題の解決策の提供ができる
- 最新の医療情報を提供できるようにする
- 患者さんの口腔内管理にとどまらず，全身疾患また5年後10年後を見据えた指導を行えるようにする

第4章　歯周病コーチングについて

　ここまで読み進んでいただいて気づいたことも多くあったと思います．心構えについて「自分だったらこう思う」ということがあったらぜひ付け加えたり，自分のセオリーを創作してみるのもお勧めします．間違いはないのです．患者さんのことを思い，考えた結果，内面から出てくる発想に，正しいこと間違っていることの判断をつけず取り組んでみてください．そして新しい発見があったら私にも教えてください．
　次に歯周病コーチングを行う準備について考えていきます．

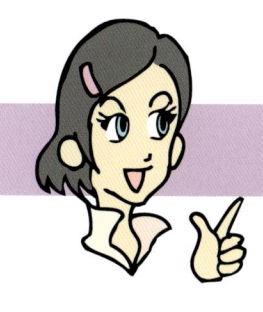

トライしてみよう 2

　―自分の気持ちを知る―
　　目的：自分が歯周病患者さんと向き合うときの気持ちに焦点を当てる
　　実践：①患者さんの診療を行うときにどのような気持ちか考える
　　　　　②担当する歯周病患者さんのことを，どう感じているのか考えましょう
　　　　　③これから，どのような気持ちを持って患者さんに対応するのか考えましょう

　どのような感情を持っていたのか，考えがあったのかノートに記入しておきましょう．その感情や考えについて，良い・悪いなどの評価や判断は行わないようにしましょう．ただ自分の現在の状態を把握し，これから，どうしたいのかに焦点を当てて考えましょう．

6　歯周病コーチングのステップ

＜ステップ1＞
　患者さんと医療者は歯周病を管理し，コントロールするために，まず協力して問題を解決していく関係であることを伝える．う蝕治療のように2～3回来院したら終了する問題ではなく，毎日の口腔ケアが10年後，20年後の患者さんの健康に深く

```
ステップ1：理解
   ↓
ステップ2：現状評価
   ↓
ステップ3：指導
   ↓
ステップ4：自己管理  ← 歯周病コーチング
   ↓
ステップ5：評価・フィードバック
```

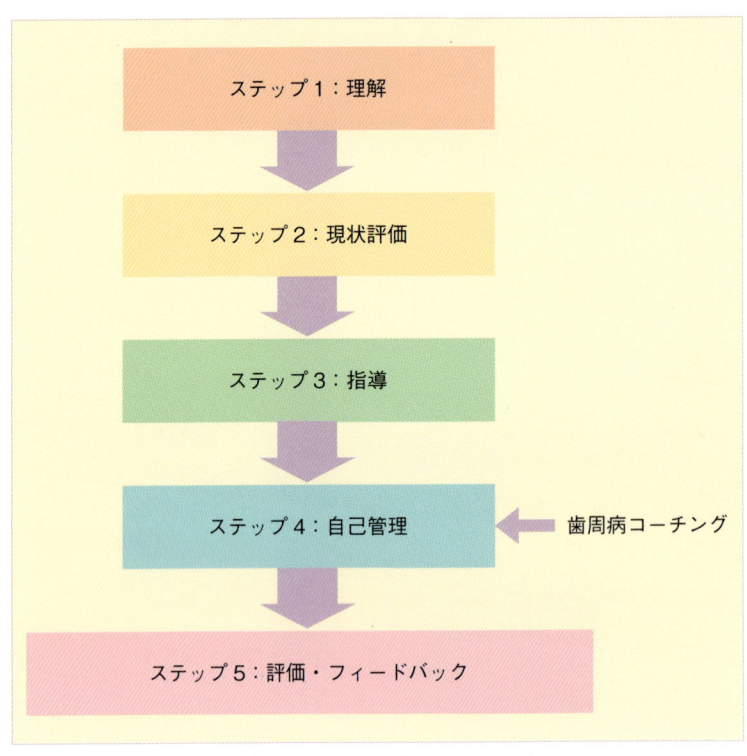

歯周病コーチングのステップ

かかわっていることを理解してもらい，医療者と二人三脚で歯周病のコントロールを行っていくことを理解してもらう．

<ステップ2>
　歯周病に関する知識と技術の確認，生活習慣，食習慣などの現在の知識やその行動を評価し，歯周病であることの気持ちやこれからの取り組みについて聞き取りを行う．

<ステップ3>
　生活習慣，食習慣に問題があった場合には指導を行う．

<ステップ4>
　自己管理に焦点を当てる．行動を変える必要が医療者と患者さんの共通認識の場合，歯周病コーチングを使用する．

<ステップ5>
　評価とフィードバックを行い，行動目標と具体的な行動を設定する．

　次に歯周病コーチングを行う医療者への注意点を学びましょう．

7　歯周病コーチングの自己管理について

　歯周病コーチングを行う際，患者さんとのかかわりの中で注意することは以下の点です．

①がっかりした態度はとらない
②あきらめない
③10年後を見据えた指導を行う

①がっかりした態度をとらない

　重度の歯周病患者さんの中には，なかなか改善しない患者さんがいます．それどころか状態をキープするので精一杯であったりします．そのような患者さんの対応に注意しなければならないのは，がっかりした態度をとらないということです．歯科保健指導を行う際に，いくら指導してもデンタルプラークがついているのをみると，医療者側は，がっかりして，思わず溜息をついてしまうことがあったり，がっかりしたというメッセージをボディーランゲージで送ってしまったりしてはいないでしょうか．十分に注意が必要です．自分の目線や音声，態度に気をくばるように気をつけるようにしましょう．

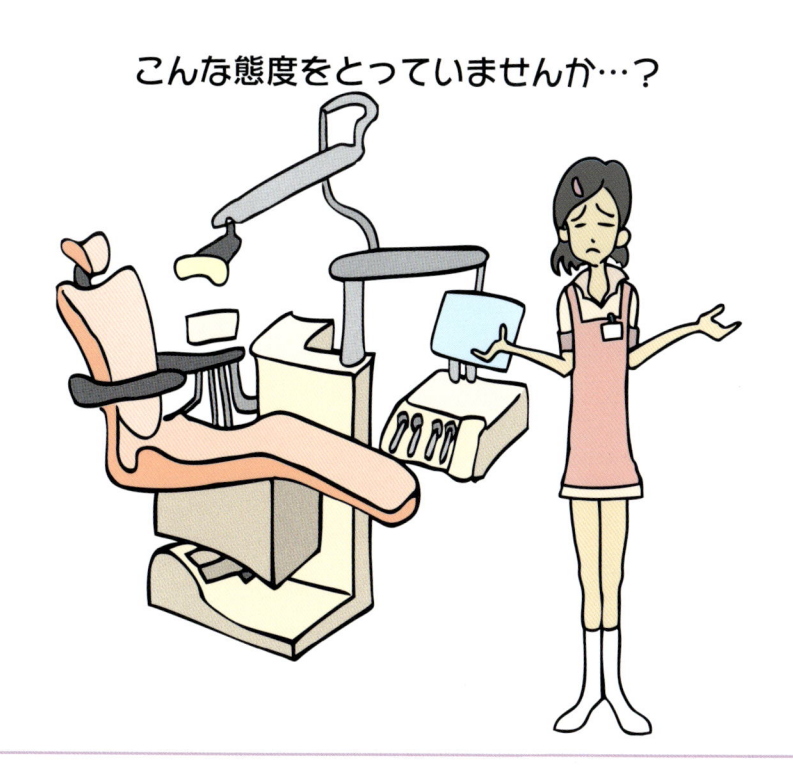

こんな態度をとっていませんか…？

私自身，コーチングを学ぶまでに多くの失敗を経験してきました．実際に私がコーチングを学び，自分のボディーランゲージを客観的に振り返ったとき，今まで自分が行った対応が患者さんにどのように影響したのか，と思うと反省します．

②あきらめない

　医療者側からすると，残すことができずに抜歯するしかない歯であっても，患者さんから抜歯を拒まれることも多いと思います．抜歯しなければいけない歯であることの理解を求めることが困難な場合，ともにその歯を管理していかなくてはならなくなります．抜歯の理解を求め続けることも，温存し管理することも，そのリスクを踏まえて，患者さんの気持ちを大切にしつつ医療者という立場も踏まえて，あきらめずにかかわり続けることが大切です．

③10年後を見据えた指導を行う

　患者さんの希望に添えるように，サポートを行う必要がありますが，患者さんが思う以上に重度の歯周病な場合，歯周病コーチングを使い，患者さんと一緒に5年後10年後のシミュレーションを行いましょう．今，何をしなければいけないのかを患者さんに理解してもらい，より良い管理の方法をつくりましょう．

8　ゴールは通過点

　歯周病患者さんの道のりは以下のようになります．

　　自覚……歯周病の患者さんに歯周病であることを自覚してもらう．
　　教育……歯周病の理解と完治は難しいこと，どのような状態が良い状態なのかの見
　　　　　　極めを患者さん自身が判断できるように教育する．
　　目標……口腔内の状態を医療者側が判断し，患者さんと共に目標を立てる．
　　管理……良好の状態を患者さん自身が管理できるようにする．
　　継続……定期健診で医療者と患者さんが良好な状態を継続することができる．

　初期の歯周病の患者さんには，初期の情報と管理の方法をしっかり保健指導を行いましょう．
　重度の患者さんには，全身疾患も視野に入れた指導が必要になってきますから，上記の手順の過程を押さえましょう．患者さんの健康状態などにより歯周病の管理が難しくなることがあります．小さなゴールを設け，長期に管理しなければいけない患者さんの精神的なサポートを行うようにしましょう．ゴールを設定するときに歯周病コーチングを使います．歯周病コーチングは，目標・管理・継続の場面でもっとも有効的に使うことができます．

次章では，患者さんの状態を学んでいきましょう．

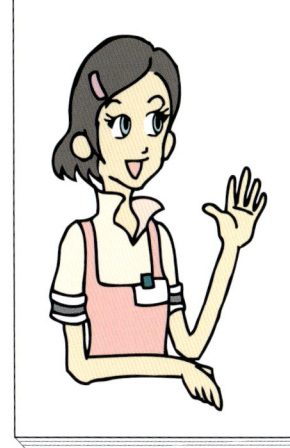

> **第4章のポイント!!**
>
> 　歯周病コーチングの目的は，患者さん自身が自ら歯周病のコントロールができて治療内容について選択し，医療者と協同して長期の管理を行っていくことを目的としています．患者さんと医療者の信頼関係とモチベーションの継続には患者さんのことを理解し，医療者のコーチとしての知識を蓄えましょう．

第 5 章

相手を知るヒント

　　「どうして彼女は機嫌が悪いのだろう」「あの患者さんは，いつも腕組みをして怒っているみたいだ」のように，人は言葉で表現することもあれば，コミュニケーションをとらずに態度で表現することがあります．何が原因でそのような態度や発言に結びついたのか理解できれば，より良い対処法が見つかります．第5章ではその対処法になるヒントを学びましょう．

　患者さんが歯科医院に来院する動機は，なんでしょうか．
・痛みがある
・血がでる
・違和感がある
・何か口の中にできている

その動機は様々ですが，人間が本能として持っている防衛規制により，突き動かされて来院しているといっても過言ではないでしょう．防衛規制とは，「心の安定をはかるための，自我による種々の無意識的な働き」（國分康孝（編）：カウンセリング辞典，512，誠信書房，東京，2001．より）をいいます．歯科医院に来院する患者さんは，無意識のうちに「自分を守ること」または「自分の状態をより良くすること」を感じ取り，来院されていると考えられます．

　では，本能や欲求をどのように理解すればいいのでしょうか．心理学者のマズローの欲求段階説がそれを紐解くヒントとなると考えますので紹介します．

1　マズローの欲求段階説

　「こうなりたい」「これをやりたい」という欲求は，さらに上を目指す前向きな気持ちの表れです．アメリカの心理学者マズロー［Maslow.Abraham H.1908 ～ 1970］は，欲望をその段階ごとに区分けする欲求段階説を唱えました．人は生きていくために必要な4つの「基本的欲求」とさらにその上の段階である「成長欲求」を備えて

いるという説です．

> **4つの基本的欲求**
>
> 第一段階（生理的欲求）………食事をする，排泄する，眠るなど本能的な欲求
> 第二段階（安全欲求）…………住居，健康など身の安全を求める欲求
> 第三段階（所属・愛情欲求）…家族や仕事仲間，サークル活動など愛情を分かち合う集団を求める
> 第四段階（承認・自尊欲求）…他人から認められ尊敬されたい欲求

これらの「基本欲求」が満たされると，次の段階である「成長欲求」へとあがっていきます．

> **成長欲求**
>
> 第五段階（自己実現欲求）……自分の能力を向上させる可能性を追求したいという欲求

まず基本的欲求として，人間には本能的な食べる，眠る，排泄するなどの「生理的欲求」が生まれます．それが満たされると身の安全や安定を求める「安全欲求」を持ちます．そして自分を受け入れてくれる仲間や集団を求める「所属欲求」と「愛情欲求」が現れます．最後に自分自身の才能や能力，可能性を開発したいという「自己実現欲求」が生まれます．

マズローは，「人間は，常に向上し成長する欲求に向かっていく生きものだ」と考えました．

マズローは欲求（要求）階層をピラミッドで現し，原始的欲求に近づく，人間の基本的欲求ほど底辺に表現しました．

1. 生理的欲求（physiological need）
2. 安全の欲求（safety need）
3. 所属と愛の欲求（social need/love and belonging）
4. 承認の欲求（esteem）
5. 自己実現の欲求（self actualization）

以上の5段階に分類しました．このことから「階層説」とも呼ばれます．生理的欲求を除き，これらの欲求が満たされないとき，人は不安や緊張を感じると考えられています．また「自己実現の欲求」に動機付けられた欲求を「成長欲求」と位置付けています．

このことから，歯をなくす恐怖は，人間の生理的欲求を脅かすことにつながり，患

5. 自己実現の欲求 (self actualization)
4. 承認の欲求 (esteem)
3. 所属と愛の欲求 (social need/love and belonging)
2. 安全の欲求 (saftey need)
1. 生理的欲求 (physiological need)

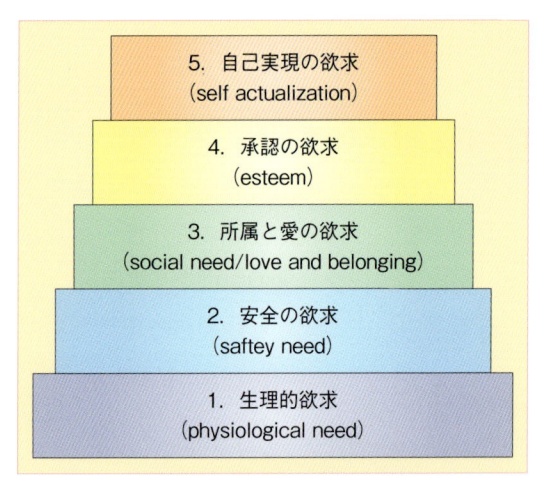

マズローの欲求（要求）階層

者さんは，無意識のうちに根源的なストレス要因を抱えることになると想像できます．そして問題解決を図るべく行動を起こし，歯科医院へ来院するのです．この考え方を取り入れてみると，医療者は患者さんの欲求を深く理解し，各段階での対応を考える必要があります．

　次に不安を抱えて来院する患者さんの精神状態はどんな状態なのか，どのような対応を行えばいいのか考えてみましょう．

2　患者さんを知るには　―カウンセリングとセラピー―

　患者さんの精神状態を把握するには，どうしたらいいでしょうか．それには，まず，「患者さんとの信頼関係を築くこと」が最重要とされます．

　初診の患者さんは，特に大きなストレスを抱えて来院されています．ストレスを抱えている人に対して信頼関係を築く方法として，カウンセリングを行う歯科医院も多くなってきました．「カウンセリング」という言葉は心理学に使われる言葉で，「何らかの問題を抱えた人に対する援助のあり方」の総称をいいますが，最近では説明することなどもカウンセリングと言われることが多くなってきました．医療にかかわる私達はその違いをしっかりと使い分ける必要があります．

　ちなみにサイコセラピーや心理療法は，いわゆる神経症などの問題を抱えていたり，何らかの性格的，あるいは人格上の問題を持っている人を対象としています．

　またカウンセリングは，基本的には健康的な人格および性格を備えた人が何らかの問題を抱えて精神的・心理的な苦痛を経験し，あるいは，葛藤状態にある場合の心理的な援助を指します．

　よくセミナー後の質問で「コーチングとカウンセリング，ティーチングの違いはな

第5章　相手を知るヒント

んですか.」と質問を受けることがありますので,この3つの違いについて学びましょう.

3　ティーチング・カウンセリング・コーチングの違い

「ティーチング（Teaching）教え込むこと」は,患者さんへう蝕や歯周病の原因や結果などを説明し指導を行い理解してもらうことだとすると,

「カウンセリング（Counseling）傾聴すること」は,患者さんの心に焦点を当て,ひたすら気持ちを聴く行為をいいます.

「コーチング（Coaching）引き出すこと」は,患者さんの個性を見極め,個別のアプローチを行い,相手の内側にある可能性や能力,自発性を引き出すことで,より具体的に患者さん自身から行動を引き出すことです.

これらの違いを理解し,患者さんの対応に応用することで,患者さんの満足度を上げることができると共に,患者さんがどのような医療の提供を受けたいのか,気兼ねなく医療者へ相談できる関係を築き上げることができるようになります.よく自由診

ティーチング・カウンセリング・コーチングの違い

	ティーチング	カウンセリング	コーチング
関　係	教える側と教わる側	受容	対等な関係
役　割	答えを教え指導する	傾聴すること	答えを引き出す
行　動	本人次第	本人次第	行動を起こさせる
結　果	本人次第	精神の安定	成果を手に入れる

患者さんのペースメーカーとして
ゴールまで寄り添いましょう.

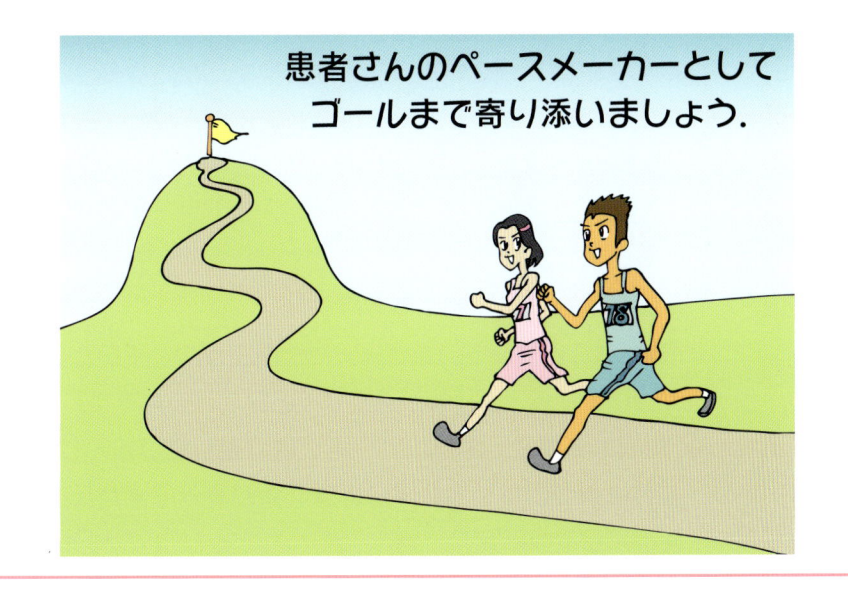

療の話をするのが苦手だという話を聞くことがありますが，気兼ねない患者さんとの関係を作ることができれば苦手意識もなくなることでしょう．

　患者さんの対応で苦手なこととして，「クレーム対応」があげられます．「クレーム対応にコーチングは使えますか．」と質問を受けますので，次で考えていきましょう．

4　患者さんからの不満の対処法

　心配や不安，痛みをかかえて来院される患者さんに私たちは，日ごろからホスピタリティの精神を持って接しています．治療計画を立て，患者さんが理解できるように説明し，診療する．それでも患者さんが不満に思い，クレームとして表面化することがあります．治療時間の枠が短い場合は，クレーム対応にあてる時間が取れずに他の患者さんの治療にひびいてしまったり，クレーム内容が他の患者さんに聞こえたりして不都合な状態になってしまうことがあります．他の患者さんもクレーム対応を，医院がどのように対応しているのか興味津々で聞いていらっしゃることがあります．自分がクレームを言ったときにどんな対応をするのだろうとチェックしているのです．その対応の如何によっては，クレームを言った患者さんはもちろんその対応を聞いていた患者さんの両方を失ってしまう可能性があります．

　歯周病コーチングの中のスキルを使っての対応を考えてみましょう．

◆悪い例

　患者　石田さん：「磨け磨けというから一生懸命に磨いてるのに来るたびに磨けてないと言われて，どうしたらいいかもう分かんないし，嫌になる」

　医療者　　　　：「でも，磨いてないから歯石がつくんです．見てください，ここのところに歯石がついて，デンタルプラークもついてますよね．これは磨いていないってことなんです．だからもっと丁寧に磨いてくださいね．」

　患者　石田さん：「俺は一生懸命磨いてるんだよ，君の指導が悪いんじゃないか」

　医療者　　　　：「そんなことないです．他の患者さんは，ちゃんとできていらっしゃいますよ」

　患者　石田さん：「俺が不器用だって言ってるのか」

　医療者　　　　：「そんなこと言っていません，ただ歯石がついていたりプラークがついていると歯周病が進行すると言ってるんです」

　患者　石田さん：「歯石も毎回取ってるけど，君が取り残しているんじゃないか，歯茎は傷ついているし，この頃，歯が凍みてきたし，君の腕が悪いんじゃないか」

医療者　　　　　：「そんなこと言うなんて，ひどいです」

◆歯周病コーチングの例
　　患者　石田さん：「磨け磨けというから一生懸命に磨いてるのに来るたびに磨けて
　　　　　　　　　　ないと言われて，どうしたらいいかもう分かんないし，嫌になる」
　　医療者　　　　　：「私が石田さんが嫌になるまで磨けと言ってしまいました．申し
　　　　　　　　　　訳ありませんでした．石田さんの歯周病を治すために，歯磨き
　　　　　　　　　　をさらにレベルアップする必要があるのですが，私ができるこ
　　　　　　　　　　とが何かありますか」
　　患者　石田さん：「できること．そうだな，俺は一生懸命磨いてるんだよ，これ以
　　　　　　　　　　上どうしていいか分かんないよ」
　　医療者　　　　　：「具体的に，磨いていらっしゃる歯ブラシや磨いている場所や時
　　　　　　　　　　間帯や歯磨きにかけている時間を教えていただけますか」
　　患者　石田さん：「固い歯ブラシだけど，なぜ，そんなことが必要なの」
　　医療者　　　　　：「はい．磨いているのと磨けているの違いは，歯ブラシが石田さ
　　　　　　　　　　んにあっているのかどうかも関係しているので」
　　患者　石田さん：「へぇ～そうなんだ．じゃ，時間と場所ってどういうこと」

　このように，まず患者さんの気持ちに焦点を当て，自分に責任があると感じたときには素直に謝ります．そして何が問題点なのか明確にしていきます．患者さん本人を責めるのではなく，事実と事柄をしっかりと分けて考え，口腔内の改善に必要な行動や知識，技術とは何なのか，患者さんと対話しながら答えを導き出します．

　歯周病コーチングのスキルは，クレームを患者さんとの深い信頼関係をつくるチャンスして扱うことができるようになります．原因が分かればひとつずつ解決をし，長い歯周病管理の中でも患者さんとの良好な関係を作り出すことができるようになるでしょう．

　歯周病コーチングでは，患者さんを知り，また良好な関係を築くための役立つスキルがいくつかありますので，次章でご紹介します．

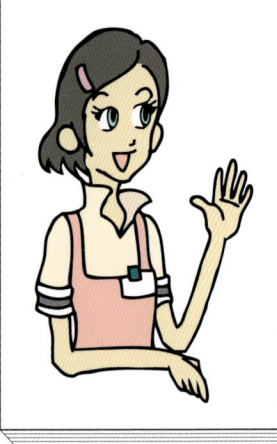

第5章のポイント!!

　来院する患者さんの根本にある欲求を知っておくことは，多種多様な患者さんの状態に対応するときに役に立ちます．またその対応はティーチング・カウンセリング・コーチング（指導・傾聴・引き出す）の違いを理解・習得し，患者さんの状態に合わせた保健指導を行うことができるようしましょう．

第 5 章　相手を知るヒント

〈MEMO〉

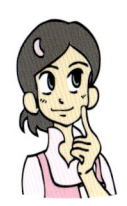

第6章

歯周病コーチングの基本スキル

　「年上の人をどう指導したらいいか分かりません」「苦手な人とどのようにコミュニケーションを取ればいいのか悩みます」「初対面の人と話すのは緊張します」などだれでも人間関係で悩むことがありますが，そんなときに役に立つ方法があれば知りたくなります．この章にはそんなヒントがいっぱいあります．第6章でぜひ，身に付けてコミュニケーションの達人になりましょう．

1　歯周病患者さんへの承認

　長い戦いとなる歯周病は，患者さんにも相当なプレッシャーがかかります．そんなときに患者さんを励ましてみたり，ほめてみたり，気持ちが折れないようにサポートするのも医療者の責任です．

　承認のスキルは，より患者さんを力づけますし，医療者がもっとも強力なサポーターであることを患者さんに認めてもらうスキルでもありますので，ぜひ，理解しましょう．

　だれでもほめられるのは大変嬉しいことですが，それは年齢を重ねても嬉しいものです．ただ，年上の人を"ほめる"というのは，大変難しく，下手をすれば馬鹿にしてるのかと怒らせかねないのが現状です．特に若い歯科衛生士などは，難しく思っていることではないでしょうか．

　そんな悩める歯科衛生士さんは，この承認のスキルを体得することで悩みの解消につながるでしょう．

例1）
　A：「○○さんは毎日，頑張って歯磨きされてますね．」
〈解説〉
　Aは，あなたが（患者さんが）頑張ってますねという表現になります．

例2)
B:「○○さんのきれいに管理できている口の中をみると私はすごく嬉しいです.」
〈解説〉
Bは,私は,あなたの(患者さんの)頑張りをみると嬉しい.主語を"あなた""you"ではなく"私""I"で考えると相手にしっくりと承認される感じを受けとってもらうことができます.

この承認のスキルは,歯周病コーチングにおいて重要なスキルなのでしっかりと習得しましょう.

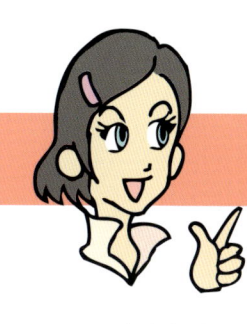

トライしてみよう 3

―患者さんの承認―
目的:"あなた"を"私"に変えた承認を習得しましょう
実践:①患者さんを認めるときに,自分がどのように話しているのかチェックする
②主語を"私"で承認の言葉を患者さんにかける

"私"を主語とした承認の方法を行ってみて,どのように自分が感じたのか,また,そのときの患者さんの反応はどうだったかチェックしておきましょう.練習をすることで,より患者さんとの保健指導がスムーズにいくことでしょう.

2　歯周病コーチングの3つの"きく"

"きく"には，3つの聴き方があります．その3つとは，「聞く，訊く，聴く．」ですが，この3つの"きく"の違いをぜひ理解し，使い分けができるようにしましょう．

"聞く"— あたかも音楽を聞流すように人の話を音の流れのように聞くことです．頭の中では，話を聞いていても次に自分が何を話そうかなどと考えながら人の話を聞いているときの聞くがこの聞くです．

　例）患者さんの話を作業をしながら聞いているとき，ドクターの話を作業をしながら聞いているときなど．

"訊く"— こちらが知りたい内容を聞き出すときに使います．

　例）「なぜこんな失敗をしたんですか」とか，「どうしていう通りに磨かないんですか」など．

"聴く"— こころや耳を相手に集中し関心をもって相手の話を聴くことです．

　例）大切な人の相談を聴いたりするとき．

　歯周病コーチングではこの"聴く"を使います．

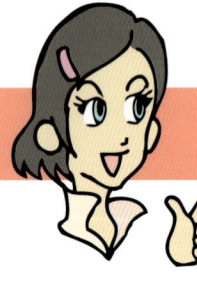

トライしてみよう 4

—患者さんの気持ちを"きく"—
　目的：患者さんの気持ち"きく"
　実践：① 3つの"きく"のうち自分がどれを一番使っているのかチェックしましょう
　　　　② "聴く"に集中して相手の話を聴いてみましょう

　自分がどのような"きく"を使って生活しているのかチェックしたら，"聴く"ことを行ってみましょう．自分の感覚はどうだったか，相手の話の理解の度合いはどうだったかなど，気づくことがあったらノートに残しておきましょう．

3 傾聴について

　"傾聴"のきくは前述の3つの"きく"の中の"聴く"を使います．傾聴の文字にも表れていますね．

　普段，私たちは，会話するときに自分が次に何を話せばいいのか？どのように話そうか？など無意識のうちに考えながら人の話を聞いています．なかには，「私はそんなことない．ちゃんと相手のいうことを聞いている」という方もいるでしょう．大半の人は，「確かにそうかもしれない」と心あたりがあるのではないでしょうか．私も勉強をはじめて10年になりますが，まだまだ聴くことができていないと感じることがあります．心あたりのある方は，相手が何を伝えたいのかに神経と精神を集中して聴く訓練をはじめましょう．大変難しい訓練ですが，歯周病コーチングの土台となりますので，日々鍛錬していきましょう．

　「傾聴」がすぐにできる人はなかなかいないと思われますし，自分が自分の言いたいことを考えながら話を聞いていたのさえ気づかないでいたことに驚いた方もいると思います．

　自分が人の話を"聴いていない"ことに気づくこと．それが傾聴への第一歩となります．

　次に傾聴のステップを考えていきましょう．

(1) 聴くステップ

〈第1ステップ〉
　自分が人と話をするときに頭では何を考えているのか気づくようにする
〈第2ステップ〉
　自分の言いたいことを抑えて相手の話に集中するようにできる
〈第3ステップ〉
　相手の話を受容し，共感しながら話を聴くことができる

　傾聴は，フェイス・トウ・フェイスで相手の方に集中して話を聞く訓練を重ねることで，鍛えられていきます．普段の会話の中では，なかなかないコミュニケーションの取り方ですから時間を作ってトライしてみましょう．はじめは混乱したりしますから，スタッフ同士で傾聴の練習を行ってみるのもいいかもしれません．行うときには，話してもらう題目を決め，時間も15分など決めてから始めましょう．傾聴の練習をしたら，相手に必ず感想をもらってください．そのフィードバックが傾聴の力量をあげてくれることでしょう．

私のセミナーでも傾聴の練習を行いますが，皆さん難しさを感じられるようです．がしかし，皆さん言われるのは，「傾聴してもらうと本当に安心して話ができる」などと感想をいただきます．ぜひ傾聴のスキルを身につけ，医療者として患者さんが安心していろんな話をしていただけるようにしましょう．積極的傾聴については次章で説明します．

　コミュニケーションを有効にする方法は，他にも相づちの入れ方やうなづきなども関係してきますので次で説明します．

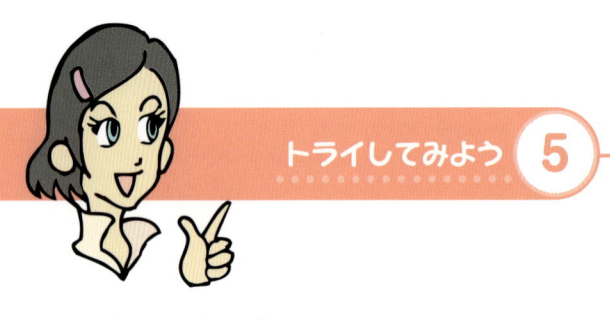

トライしてみよう 5

　―自分の"聴く"を知る―
　　目的：自分の聴くスキルは，どこなのかチェックしておきましょう．
　　実践：①自分がどのステップにいるのかチェックします
　　　　　②1週間練習したら，次のステップへ進みます
　　　　　③次のステップに進んでみて，うまくいかなかったら前のステップに戻って練習しましょう

　自分の聴くスキルがどのステップにあるのか分かるだけでも"聴く"準備ができはじめています．日ごろの自分の聴く力を鍛えてしっかりと相手を理解することに努めましょう．

（2）相づち

　相づちの上手い人と話すと会話が弾んだ覚えはないでしょうか．相づちの入れ方次第で，話が盛り上がったり，膨らんだりしますし，また，入れ方が悪いと話を中断してしまったりすることになります．相づちには何種類かありますのでご紹介します．

　　共感的な相づち………はい．ええ．なるほど．
　　感嘆詞……………へぇ？．そぉ？．驚きですね．すごいね．
　　直観的な疑問………本当に？そうかなぁ．

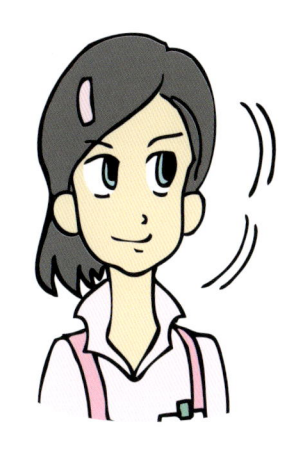

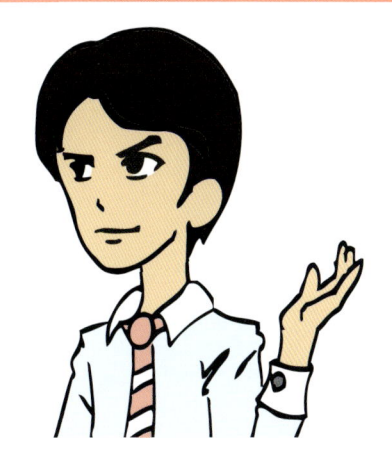

好奇心‥‥‥‥‥‥‥‥‥それで？どうなったの？そして？もっと聞かせて．
同意‥‥‥‥‥‥‥‥‥‥私もそう思う．そうだよ．同じ考えだよ．分かるよ．

　このように相づちにもいろいろあることを理解できたと思います．相づちも声の高低や強さなどでも意味合いが違ってきます．毎日の生活の中で上手な相づちの使い方を身につけていきましょう．

（3）うなづき

　コミュニケーションを成立させるには，身体でも聞いていることを伝える必要があります．相手の話を聞いているときのあなたの態度は，どうでしょうか．身体の動きや位置などに気を付けて人の話をきいているでしょうか．

　歯周病コーチングでは，身体の動きにも気を付けて積極的傾聴を行っていきます．まず"うなづくこと"について，あなたは，うなづくときにどうしていますか．首を軽く動かしてうんうんと聞いていないでしょうか．首だけを使った"軽いうなづき"だけではなく，相手に"あなたの話をしっかり聞いていますよ"と伝わるようなうなづきをする必要があります．ボディランゲージを使い，身体ごと聴くことを心がけましょう．

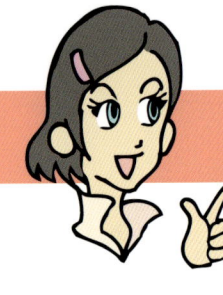

トライしてみよう 6

—伝わる"うなづき"—
目的："うなづき"を身体でできるようにする
実践：話している相手に，身体でも「あなたの話しをしっかりと聴いています」と分かるように"うなづき"ましょう．自分が思うよりも大きく動かないと相手に伝わっていないことがあります．鏡で"うなづく"姿を見たり家族にチェックしてもらいましょう．

（4）ミラーリング

相手が腕を組んだら自分も組んで，水を飲んだら一緒に飲む行為をします．このように相手とそっくり同じ動作を同じように行うことをミラーリングといいます．

例えば長年連れ添った夫婦には似ているところが多くありますが，相手の波長に合わせ，相手に安心を提供し，上手く付き合って生活をすることを無意識に行っていると考えられます．同じ環境で暮らし，同じものを食べ，同じ場所で就寝する，など自

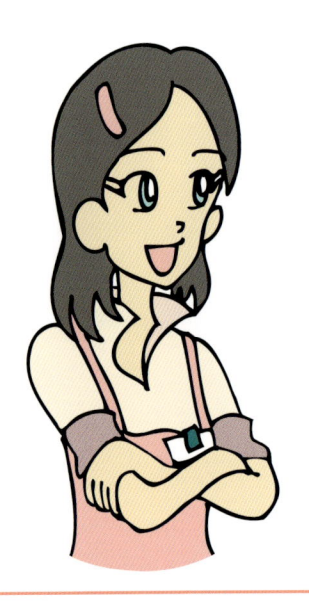

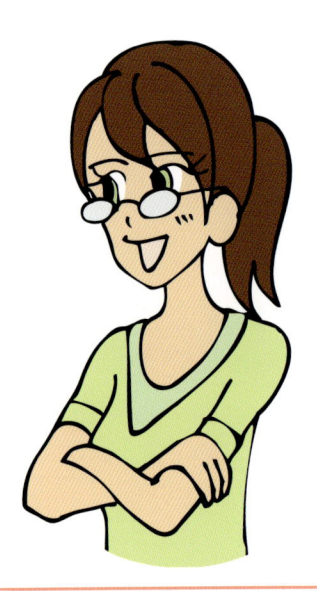

然と共通点が多くなり似てくることもありますが，ここでは一つの方法として同じ動作や声の調子，話す速度や呼吸のペースなど無意識に合わせるミラーリングを行っているのです．

相手との親密な関係をつくりたいときには，ミラーリングは有効ですが，反対にやりすぎると信頼関係どころか，バカにしているのかと相手を怒らせかねませんから注意するようにしてください．

患者さんとの関係を今一歩進めたいと思ったらこのミラーリングを試してみるのも一つの突破口になるかもしれません．

4　自己管理

コーチングを行うときにコーチは，いろんなスキルを身につける必要がありますが，その中に自分を知ることの大切さがあります．

コーチが自分自身の感情や思考をコントロールできず，感情に振り回された状態でクライアントに100％向き合うことはできないでしょう．100％向き合えない状態の場合は，コーチングは行ってはいけません．向き合うためには，コーチ自身の反応の癖や思考の癖，囚われを知る必要があります．よく，「どうしてあの人はちゃんと仕事をしてくれないんだ」「何回説明したら分かってもらえるんだ」など問題は"相手"にあり，"相手"を変えることで問題が解決すると思うことがないでしょうか．問題を相手にあると考えると問題解決が遠のいてしまいます．

クライアントが100％自分で問題を解決できる力を引き出すには，コーチが信念を持ってクライアントの力を信じる必要があるのです．

クライアントの力を信じ，強い信念を持ちサポートするコーチ自身が自分のことを知らず，管理できない人であるならば，コーチングが成功するはずがありません．自分を知ること，それは自分を直視し，ごまかさないことですが，だれもが辛いときに辛くないと言った経験を持っていることでしょう．それはプライドであったり責任感であったりしますが，いろんな場面やかたちをして自分自身や他人に嘘をつき，折り合いをつけることもあります．他人に対してつく嘘は，自分自身が嘘をついている自覚がありますから嘘をついていると理解していますが，自分自身につく嘘は，なかなか気づくことが難しいのです．ですからコーチが自分を知り管理するということは，大変難しいことですが，もっとも大切な要素の一つとなります．

自分を知ることについてもう少し次の章で理解していきましょう．

第 6 章のポイント !!

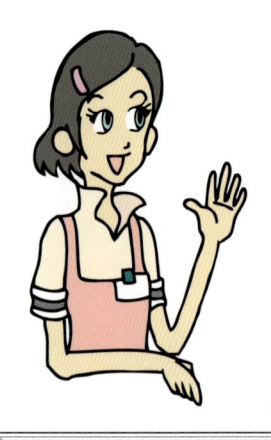

　承認することは主語を"あなた"におくのか"私"におくのかでは違いがあることを理解しましょう．傾聴の技術を習得するには時間がかかります．あせらずにじっくりと習得していきましょう．ボディーランゲージを使い，相手を受容している・共感していると伝えることも大変重要です．これらの技術は高度なコミュニケーションです．身につけることで，職場の人間関係もプライベートでの人間関係も良好な関係を結ぶことができることでしょう．

〈MEMO〉

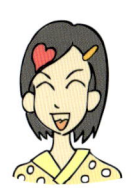

第7章

歯周病コーチング
―性格タイプ別―

　「院長は厳しすぎる」「どうしてあの患者さんは，細かいことを言うんだろう」「返事が返ってこなかったから私は嫌われてるんだ」など，人とのかかわりは個性の交わりから関係が作られる側面があります．自分の個性や相手の個性を理解することで，問題を起こさない，または問題を起こしてもスムーズに解決できるヒントになります．学んでおくことはプラスになることでしょう．

1　ドクター・スタッフのタイプ別対応　―エニアグラム―

　コーチは，自分を知ることが大切だと述べました．先に説明した性格傾向から，自分はこんなタイプなのかなと感じることがあったと思います．
　歯周病コーチングを行うときに個性のとらえ方を何か身につけておくと大変役に立ちます．私が個性を認識するのに大変役に立ったエニアグラムを紹介します．
　歯周病コーチングでもっとも大切なドクターとスタッフとの関係に目を向けたいと思います．自分自身の性格は，なんとなく理解できてきたと思います．では，自分の周りで1番関係を良好にしておく必要のある歯科医師との関係はいかがでしょうか．「すごく良好な関係です」「いつも叱られてばかりです」「どう対処したらいいのか，分からなくなるときがあります」などよく耳にしますが，歯周病コーチングでは，患者さんとも歯科医師とも良好な関係があり，歯科医師と共同で患者さんの治療にあたるために今まで以上にしっかりとした関係性を目指しましょう．では理解しやすい特徴のある3つのタイプについて，対人関係を切り口に，どのように対応したらよいのか理解しましょう．

①威圧的でトップダウン形式の管理を好むタイプ
　このタイプは，「これやっといて」「できるの？できないの？」「お願いしたことは，すぐにやってくれなきゃ困るよ」など，強い口調で指示・命令の言葉が多いタイプです．回りくどい物言いはしないので，単刀直入に質問されることがあります．

対応：このタイプには，話をするときには結論から話します．「これは，あと2週間後にできあがります」「今は，できません，明日ならできます」など，結果から話しましょう．さらに指示がきたら，ポイントをまとめて結論から話すといいでしょう．

②フレンドリーな雰囲気，いろんなアイデアを出してくるタイプ

このタイプは，「患者さんの予約をもっと入れるために，掲示板を作ってみたらどうかな？」「医院の新聞をスタッフが交代で作ってみたらどうかな？」などアイデアをいろいろ出し大切にします．また，食事会など全員で何かをすることを好みます．自分自身がアイデアを出してよく話しますが人の話はあまり聞かない場合が多いようです．

対応：院長の経営方針でもある内容であったり，医院の活性化にかかわる内容ならばみんなで取り組めるようにミーティング時間を必ず持ちましょう．多くのアイデアをみんなで出し合って医院を運営する立場をスタッフもとると，大変良好な関係を結ぶことができるでしょう．

③理論的で，感情的に話すことがないタイプ

情報を鵜呑みにせずに，しっかりと自分で調べ確実な治療を好みます．間違ったことを患者さんに説明したりするのは許されないことです．「定期健診では，データをしっかりと取っているよね？」「あの患者さんのPCRは今日はどうだった？」「どのように指導したの？具体的に指導できたかな？」「何か媒体を作って患者さんに説明したら」など，具体的に何を患者さんに行ったのか，指導したのかチェックします．

対応：患者さんの口腔内のデータはしっかりと取り，曖昧な所見がある場合は，必ず確認してもらいましょう．P管理を行う場合は多くの情報を集め，分析し，計画を立て，指示を仰ぐことでうまくコミュニケーションが取れてチーム医療ができるようになるでしょう．

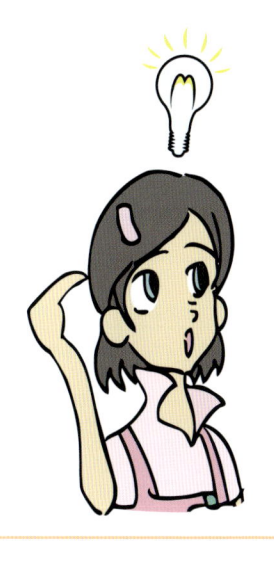

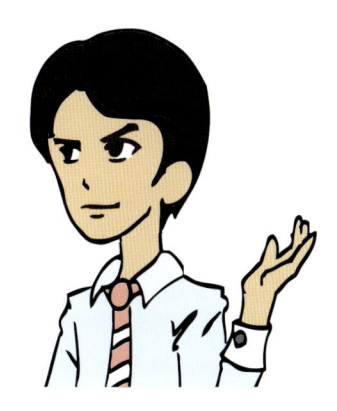

2　患者さんのタイプ別対応　―エニアグラム―

エニアグラムは，人の個性を9つのタイプに分けています（第3章参照）．

> エニアグラムのタイプ分け
> 　　タイプ1………完全でありたい人
> 　　タイプ2………人の助けになりたい人
> 　　タイプ3………成功を追い求める人
> 　　タイプ4………特別な存在であろうとする人
> 　　タイプ5………知識を得て観察する人
> 　　タイプ6………安全を求め慎重に行動する人
> 　　タイプ7………楽しさを求め計画する人
> 　　タイプ8………強さを求め自己を主張する人
> 　　タイプ9………調和と平和を願う人

（鈴木秀子：9つの性格　エニアグラムで見つかる「本当の自分」と最良の人間関係，PHP研究所，東京，1998．より一部引用）

9つのタイプについてそれぞれが好む中枢があるとしています．その中枢は3つあり，「感情中枢」「思考中枢」「本能中枢」の3つに分かれます．
　　タイプ2・3・4は，感情中枢を好む．
　　タイプ5・6・7は，思考中枢を好む．
　　タイプ8・9・1は，本能中枢を好む．

①感情中枢を好むとは……感情の中枢を使い物事を決めるときや考えているときなど，関心事は，他人とのかかわりあいで，"自分に好意的か，敵意的か"もしくは，"好きか嫌いか"に向けられる傾向があります．ですから，他者に意識が集中され，相手が何を望んでいるのか，必要としているのか，それを提供することで，人を喜ばせることができるか，助けることができるかなど反応をみて言葉を選んだり行動に移したりします．

②思考中枢を好むとは……思考の中枢を好んで使います．左脳タイプと言われる傾向にあります．関心事は，情報や知識を基とした思考を重視することを好みます．感情中枢の人のように他者に焦点をあてるのではなく，自分と他人との位置関係を把握し，何が起こっているのか頭で考えて理解しようとします．そして他人の立場に自分を置き換えて考え，他人の立場や心情を理解しようとし，自分がどのような行動をとるのか決定します．

③本能中枢を好むとは……本能の中枢を好み，関心事は，自分の存在そのものです．ですから，潜在的に他者の関心が自分に向けられることを望む傾向にあります．本能に従って行動することで，充実感を得ることができるとしています．

このように好む中枢が感情か思考か本能かの，3つの分け方は患者さんとの対応にも使いやすいと思います．例えば，自分のタイプが感情タイプだと理解した場合，思考タイプの人の指導で感情に訴えた指導方法をしても相手はピンとこないことが分かります．そして思考タイプの人には，情報やデータなど，理解しやすい，または行動を引き出すことができるようなツールを見つければよいのだと，問題解決の糸口にすることができることでしょう．

9つのタイプ分けを理解すると，自分のタイプを知り患者さんのタイプを感じることで，対応の幅が広がります．患者さんのモチベーションを継続させる方法もこのタイプ分けから導くヒントがみつかることでしょう．

エニアグラムは質問用紙に答えたり，題目の絵を描くことの2つの作業により自分のタイプを探っていきます．質問用紙で多くチェックの入ったタイプが自分のタイプとなりますが，このような質問用紙形式の性格分析テストで理解しなければいけないのは，今，現在，その時間のあなたがその傾向の性格が強く表れていること．長い人生の中では，その傾向も変化する可能性があると理解する必要があります．エニアグラムでも質問用紙は，その傾向が強く表れているものと理解し，さらにそこから深く自分のタイプを理解するよう学んでいきます．

また，エニアグラムは，人間の多様性と共通性に着目し学ぶことで，人間的な可能性を飛躍的に高めることを目的に今も研究されています．

先ほども少し触れましたが，性格診断テストは，あくまでもその傾向が強く表れているということを理解し，「自分は，このタイプだからこうなんだ，あの困った患者さんはあのタイプだから私と合わないんだ」などという偏った使い方は，決してしな

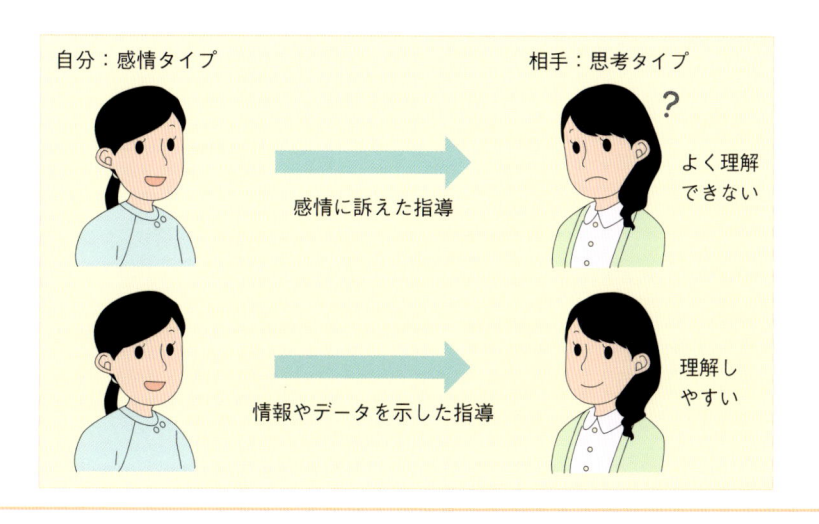

いようにしてください．あくまでもよりよい人間関係を構築するヒントとして理解してください．興味を持たれた方は，さらに専門的に勉強することをおすすめします．

3　タイプ別の3つの中枢

　エニアグラムでは，人の個性を9つに分け，その9つが3つの好む中枢があるとしていました．「感情中枢」「思考中枢」「本能中枢」ですが，歯科医院に来院される患者さんを3つの中枢にあてはめて，傾向的に分かりやすくタイプ別にして紹介をします．その傾向と対策を理解しましょう．

(1) 本能タイプ

・説明が不十分だと思うことは理解するまで聞いてくる．
・建設的な姿勢を望む傾向にあり正直な印象があるので，いいかげんなことが言えない雰囲気がある．

ⓐ傾向：「この治療はこうあるべきじゃないですか？」「絶対に別の歯が痛いんです」など怒りを抑圧したような強い物言いをすることが多い．完璧な治療を求めてくる．歯ぎしりやくいしばりなどある可能性が高い．

ⓑ対策：本人が望むような完璧な治療を求めると，その患者さんだけに時間を取られてしまう可能性があるので，医療者側から，予想できる最高のできる範囲の治療の基準を話しておくことをおすすめする．本人の希望は際限なく高い基準まで求めるので，既にう蝕罹患しているということは，元通りにはならないことをしっかりと理解してもらう．

(2) 感情タイプ

・優しく，親切な振る舞いで，和やかな雰囲気をもっている．
・病院にも差し入れを持って来てくれることがある．
・仲よくできる状態を好む．
・笑顔で楽しいおしゃべりにたけている．
・人柄はよい印象を持つ．
・効率よく診療が進むことを望む傾向にあり，まわりに成功していて自信に満ちている印象を与える．

ⓐ傾向：「ありがとう」「感謝しています」「お陰様でよくなりました」など，医療者に先に声をかけてくれる．好き・嫌いの感情が判断基準になりやすい．感性がするどいので争うのを嫌う．

ⓑ対策：自分から不平不満はなかなか口に出さない．時間を待たせていても，静かに

待っているが，回りの状態に敏感なので，声がけをこまめにする必要がある．大切に扱われていない，または嫌われていると思うと来院しなくなるので気を付ける．

(3) 思考タイプ

・穏やかな性格で，誠実で思慮深い．
・分析力や洞察力にたけているので，スタッフの言い間違いや言葉じりに説明を求めてくる．
・納得いかないことに対しては，控えめに治療内容の説明を求めてくる．

ⓐ傾向：不安な状態は，彼らには耐えられないので，何でも知りたがる．「あのときの説明は○○でしたが，今日は違うことをしたんですか」と質問形式の会話を多く語りかけてくる．
一度信頼関係が崩れてしまうと来院しなくなる．

ⓑ対策：説明して理解してもらったから治療を行う．治療計画などをしっかりと患者さんと立ててから行うとスムーズに診療がすすむ．

4 特徴のある患者さんの性格別対応

　私が担当した特徴のある患者さんの会話をヒントにその対応を紹介します．自分だったらどのように対応するだろうかと考えてから読み進んでみましょう．

(1) 自分にも厳しく他人にも厳しいタイプの患者さん

「間違った指導はされてないですよねぇ？じゃ，それをちゃんと私ができてないから歯周病が治らないんですね．もっとやらなきゃダメですね．完璧にできたら治るんですね．」

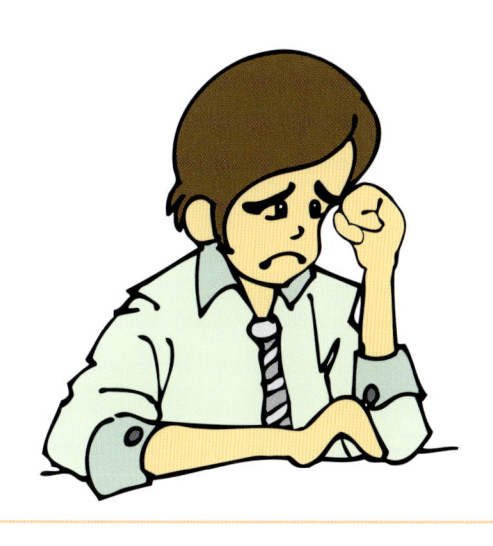

対応：このタイプの患者さんは，やりすぎてしまう傾向がある．言われたことは，しっかりとやってくるので，口腔内に良好ではない状態なところがあった場合は指導方法が間違っていたのではないかと思われてしまう．良好ではない状態の場合は，違うアプローチの方法をとってみましょう．するともっと歯肉が締まります．など，良くならなかった指導方法に焦点をあてるのではなく，新しい方法を試す方向へもっていく必要がある．

➡「はい．間違った方法ではここまで良くはなりませんから大丈夫です．でもそろそろ別のアプローチを行っていい時期だと思います．○○のやり方を指導いたしますね．」

（2）明るく謙虚な患者さん

「いつもありがとうございます．今日は患者さんが多くて大変そう．私は大丈夫だから先に別の患者さんを診てあげて，待合室もイスが足りないみたいでしたよ．」

対応：このタイプの患者さんは，明るく，笑顔が絶えないが，医療者側のミスや間違った説明などの指摘はしてくれない．指摘をすることで，嫌われるのでは，恥をかかせるのではと考える．まず，なんでも話し合える状態でないと困ることを認識してもらい，医療者は患者さんの歯を守るにはなんでも聞かせてほしいのだと理解してもらう必要がある．

➡「こちらこそ待合室の状態までありがとうございます．さっそくイスを用意しますね．それよりもまず○○さんの歯の状態が大切なので，なんでも聞かせていただけますか．」

（3）良好な結果が大切な患者さん

「傷んでいる歯を抜くのが正しいならば早く抜いてもらっていいですよ．そしたらよく咬めるようになるんですよね．」

対応：正しい方法，いい結果など，といった答えを医療者に求めてくるタイプの患者さんは，患者さん自身にとってのいい結果とはどのような状態なのかを考えてもらう必要がある．考えてもらったら治療計画を立て，同じ結果をイメージできているか確認しながら進めていくことが必要である．

➡「そうですね，歯を抜かなければ隣の歯も悪くなる一方です．どのような結果が○○さんにとって1番良い状態か教えてください．」

特徴のある患者さんの対応は，患者さんの性格傾向を押さえ，「患者さんから答えを引き出す聴き方」を行えば，「クレームもなく患者さん自身が導き出した答えに満足を感じてくれること」を理解しましょう．次に，その秘訣を学んでいきましょう．

5　コミュニケーションを成功させるための秘訣

　人には個性があります．それぞれが一つの言葉，例えば"夢"に，「人生の目標を感じる」と言う人がいたり「夢はなくてはならないこと」「夢はみるものだ」などという人がいたり，それぞれが自分の解釈や表現や意味合いを持っています．ですから自分の勝手な解釈で相手の話を聞いていることがあるということを意識することが大切です．それをおざなりにすると大きなトラブルの原因になってしまいます．ですから自分も相手もお互いがすべて理解できる訳ではない，ということをしっかりと心に留めておくことが大切です．

　相手の個性や経験から出てくる言葉には「同じ言葉でもその意味合いに違いがあることもある」この考え方は，患者さんと医療者の間にも通じるものがあります．また，スタッフ間でも応用可能です．人間関係で問題が起こったときに思い出してみてください．最悪な事態は避けられますし，それ以上に良い結果を手にすることが可能になるでしょう．

　自分のやり方，スタイルと言っていいほど人間関係の構築には癖があったりします．まずそれに気づいたら勇気をもって新しいことを取り込み，自分に変化を起こしましょう．すると自分の知らない新しい世界が広がって見えてきます．

　自分を変えることは，人によっては，恐怖感を覚える人もいるかもしれませんが勇気を持って自分に挑戦してください．ときどき，できない私はダメなのだ，と思い込もうとする人がいます．ダメな証拠集めをするのはもうやめて，挑戦してみようと思うだけでもいいのです．まず一歩踏み出せたことをほめてあげましょう．私はそんなあなたの100％味方でいます．次章では，歯周病コーチングの土台であるアクティブ・リスニング（積極的傾聴）について学んでいきましょう．

第7章のポイント!!

　自分の個性・他人の個性を認識し理解する．性格診断に用いるエニアグラムでは，感情中枢タイプ・思考中枢タイプ・本能中枢タイプとして日常生活で主に使用する中枢で性格を分けています．自分はどのタイプなのか苦手な人はどのタイプなのか，またおのおののタイプにどのような対応をすればよいのか考えてみましょう．

第8章

歯周病コーチング
―アクティブ・リスニング―

「あの人は，人の話を聞いてないんだから」「すぐに人の話を取ってしまうんだから」「聞いてたはずなのに，どうしてちゃんとしてくれないの」などしっかりと相手が伝えたいことを聞いていないことで問題に発展したことはないでしょうか？相手の話を聴くことについて学んだら信頼関係をもっと深めることができるでしょう．第8章ではアクティブ・リスニングについて学んでいきましょう．

1 アクティブ・リスニング（積極的傾聴）

　傾聴のためのスキルには，①明確化，②言い換え，③感情を反映した言い換え，④要約，の4つの技術があります．この考え方や技術は，ロジャーズ［C.R.Rogers］および共同研究者によって展開された来談者中心療法が元になっています．来談者中心療法は，カウンセリングの研究手法として今ではメジャーになっています．この章では4つのスキルについて理解しましょう．

①明確化
　明確化とは，クライアントが発した言葉でその意味が曖昧だったり十分に理解できないことについて，より具体的な表現をクライアントに促すものです．
　例）「今，痛みがあるとおっしゃいましたが，もう少し詳しく教えていただけますか」とか「歯磨きの習慣について，具体的な時間や場所をあげていただけませんか」といった言葉で行います．この明確化によって，より患者さんに対する理解が深まると同時に患者さん自身が自分のことを考え，言葉に出すことで，具体的にその症状や状況を理解することにも繋がります．

②言い換え
　言い換えとは，クライアントの言葉をカウンセラーが自分の言葉に置き換えて伝え返すものです．
　例）「定期健診の連絡をもらったんだけど，いつも終電帰りでさあ，ここに来るの

も大変だったよ」
　➡これを受けて「お仕事がんばっていらっしゃいますね，お家でのんびりされたい所を，時間を作って来院してくださったんですね」

　クライアントの言葉に一生懸命に耳を傾けているのだという印象を持たせる効果を併せ持ちますし，自分の行動の大変さを分かってくれて認めてくれた，来てよかった．もしくは，この行動は間違いではなかったと患者さんの行動の強化を行うことができます．

③感情を反映した言い換え

②の言い換えにクライアントが言及しなかった感情的・情緒的要素を織り込んで伝え返す技術を，感情を反映した言い換えといいます．

　例）クライアントが表現していない怒りや悲しみを感じ取った場合に，
　➡これを受けて「なるほど，治療内容をよく理解しないうちに治療がはじまったから不安に感じていらっしゃったんですね」といった言葉で反映します．

　またクライアントの表情や身体的な表現から読みとることができる感情や情緒を具現化することもあり，これを「非言語的コミュニケーションの反映」といいます．

④要約

　これは，クライアントがある程度，話をした後にカウンセラーが話の内容の要点をまとめてクライアントへ伝え返すということです．カウンセラーがクライアントの話を的確に把握していることを伝え，さらなる表現の展開を促すことができます．

　また言い換えと同様にクライアントに対し，言葉に十分注意しながら話しを聞いているということを伝える効果もあります．

　例）「昨日の晩に歯磨きしていたらなんか歯が痛くなって，言われた通りに歯間ブラシを使って磨いたけど痛みがおさまらなくて，どんどんズキズキして夜だったから，病院には連絡できないし，もぉ痛くて痛くて言われた通りに磨いていたのにどうしてこんなに痛くなっちゃうんですか」
　➡これを受けて「なるほどしっかり指導を受けたとおりに歯磨きをしてくださっていたのに，痛みが出て何が原因か分からないし，病院とは連絡とれないから不安な気持ちでいらっしゃったんですね」

　このようにカウンセリングの傾聴技法は，患者さんの気持ちに添った対応を行うことができるようになります．これからますます削って詰めるだけの治療では行き詰まるようになります．そして患者さんの満足度を上げるには，患者さんの理解と啓蒙に努める必要が出てきます．

　相互理解を深め，質の良い歯科治療の提供を行うためにも患者さんと接している私たちに必須のスキルとなります．

2　オウム返しについて

　患者さんが話す内容をそのまま真似をして言葉を返すことを，オウム返しといいます．傾聴技法の一つで，相手の言葉をそのまま返すことで話し手が理解されたと感じることができ，聞き手も相手のことを理解しやすくなります．

◆普通の会話
　患者　林田さん：「今日は，デパートに行って来たのよ．この頃地震があるじゃない．怖くて仕方ないわ．」
　医療者　　　　：「デパートは，人が多かったですか？」
　患者　林田さん：「えぇ多かったわ．みんな同じこと考えるのね．」
　医療者　　　　：「私も，このあいだ電池を買いましたよ．」
　患者　林田さん：「電池も買っておかなきゃねぇ．」
　医療者　　　　：「そうですよね．あとお水とかも必要ですね．」
　患者　林田さん：「いろいろ備えとかなきゃねぇ．」

◆オウム返しを使った会話
　患者　林田さん：「今日は，デパートに行って来たのよ．この頃地震があるじゃない．怖くて仕方ないわ．」
　医療者　　　　：「確かに，地震があるから怖いですね．」
　患者　林田さん：「そうでしょう．怖いでしょう．だから防災用品を買いに行って来たのよ．」
　医療者　　　　：「防災用品を買いに行かれたんですか．」
　患者　林田さん：「それが，防災用品は買わずに入れ歯ケースを買って来たの．」
　医療者　　　　：「まぁ入れ歯ケースを買われたんですね．」
　患者　林田さん：「この派手な入れ歯ケース，これだと地震のときに入れ歯を探さなくてすむでしょう．」
　医療者　　　　：「本当にそうですね．色がきれいで，目立ちますね．これだと一目で分かりますね．」

　いかがでしたでしょうか．普通の会話のときには，お互いがお互いの話したいことを話しながら会話が進んでいきますが，オウム返しを使うと相手の話が中心となって会話が進んいくのが分かったでしょうか．
　このように比較しても分かるように，オウム返しを使うと共感をよび，相手がスムーズに話したいことを話せるメリットがあります．また，聞く側も相手が本当に伝えた

かったことを共感を持って聞くことができます．

3 声なき声を聴く

「声なき声を聴く」とは患者さんの背景にある感情に注意して話を聴くことをいいます．言葉の内容にとらわれず，直感や感性で感じること，話し手のボディーランゲージからくみ取れることを言葉にして相手に返します．聞き手の反応の違いで理解してみましょう．

例）インプラントを他院にてすすめられ日程も決まったのだが，説明がなく不安を抱えて来院した 48 歳の男性患者さん

◆対応 A
患者　濱田さん：「実は，インプラントを他の歯科医院でやることになりそうなんですが，70 万円かかるんです．あまりよく分からなくて…〇〇歯科さんのインプラントっていいんでしょうか？」
医療者 A　　　：「それは，かかっている歯科医院の先生に聞いてください．うちとは判断基準も違うし使っているインプラント自体が違いますから，あなたにインプラントがいいかどうかは分かりません．」
患者　濱田さん：「A 歯科医院さんのインプラントの値段っておいくらですか？」
医療者 A　　　：「あなたの口の中を見ないとなんともいえません．」

◆対応 B
患者　濱田さん：「実は，インプラントを他の歯科医院でやることになりそうなんですが，70 万円かかるんです．あまりよく分からなくて…〇〇歯科さんのインプラントっていいんでしょうか？」
医療者 B　　　：「インプラントっていいですよ．入れ歯と違って取り外しをしなくていいし，ブリッジのように周りの歯を削りませんから，インプラントは自分の歯と同じように噛めるようになります．」
患者　濱田さん：「B 歯科医院さんのインプラントの値段っておいくらですか？」
医療者 B　　　：「レントゲンを撮ったり検査をしたりしますから一概には言えませんが，よろしければ見積もりを作りましょうか．」

◆対応C

患者　濱田さん：「実は，インプラントを他の歯科医院でやることになりそうなんですが，70万円かかるんです．あまりよく分からなくて…○○歯科さんのインプラントっていいんでしょうか？」

医療者C：「インプラントをやりたいけどよく分からなくて心配なことがあるんですね．今日は当医院にインフォームドコンセントを求めにやってこられたということでよろしいですか．」

患者　濱田さん：「はい．その通りです．インプラントって普通いくらかかるんでしょうか．」

医療者C：「インプラントの値段よりも，まず，濱田さんのご心配なことや不安なことをお聞かせ願いますか．」

患者　濱田さん：「はい．インプラントって血はいっぱいでるんですか？あと痛みはどうなんでしょうか？あとリスクはないんでしょうか？」

いかがでしたか？Aは否定的な反応，Bはそつのない反応，Cは声なき声に応える反応の仕方です．

> どのような違いがあるのかを理解していただけたでしょうか．患者さんとの会話のなかで，声なき声を感じたら，言葉にして相手に返してみましょう．

4　沈黙

　聴くことの具体的な方法の中に"沈黙"する技術があります．相手に話しかけても反応が返ってこずに沈黙するとはどういうことなのでしょう．

　"沈黙"するときは，相手が自分の内面と会話したり考えたりしている時間を持っているということなのです．ですから，相手が沈黙したときには，その時間を一緒に共有し，相手の思考の邪魔になることは避けましょう．そして相手が話し出すのをこちらも沈黙を守り，辛抱強く待ちましょう．

　私たちは，患者さんが黙ってしまうと「説明が分からなかったかしら？」「気分を害したかしら？」などとその沈黙に耐えられずにこちらから話しかけてしまうことが度々あります．普段でも家族や友人・仕事仲間など会話の途中に沈黙が流れると耐えられなくなってしまうことなどがあると思いますが，何も心配したり焦ったりしないで相手の言葉を待ちましょう．相手の話を聴くことを学んでいるのに，相手が話してくれないと聴けないじゃないかと考えてしまいますが，これも積極的に相手の話す言

葉を待つ立場をとることで，相手に私はあなたの話を聴きたいんだというメッセージを伝えることになります．

　アクティブ・リスニング（積極的傾聴）は，ただ耳で聞くだけではなく雰囲気やボディーランゲージを通して言葉として聞こえない声や言葉も聴き，相手に神経を集中し相手から発するすべてのことを聴くことをいいますが，それは，普段の生活の場面にはないことですから練習を重ねていきましょう．アクティブ・リスニング（積極的傾聴）を行い毎日生活することは難しいですし，特殊な聴き方ですからいつも使っているとかえって変な人だと思われかねません．まず患者さんの話をアクティブ・リスニング（積極的傾聴）で聴くようにするところから始めていきましょう．日常生活では，大切なコミュニケーションをとらなければいけないときなどに使うと効果を感じることでしょう．

　この章では聴くことを学びました．次章では質問して聴くことを学んでいきましょう．

第8章のポイント!!

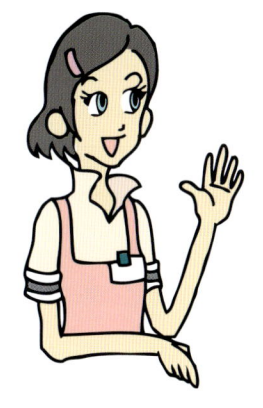

　積極的傾聴技法は，明確化・言い換え・感情を反映した言い換え・要約の4つがあります．カウンセリング技法の中心とも言える来談者中心療法は勉強しておきましょう．テクニックとしてのオウム返しや第5章で学んだ相づち・うなづきなどは，自然にできるように日ごろから気を付けて行っていると身に付きます．はじめはぎこちなくて仕方がないかもしれませんが，行うことで相手との距離が縮まる体験を経験するでしょう．

第9章

歯周病コーチング
―質問技法―

　「何を質問したらいいのか浮かばないんです」「質問のうまい人って尊敬します」など質問するというのは，自分の疑問について質問することはたやすいことですが，相手のことや周りのことを考えた質問をするときほど難しいことはありません．ワンランク上の質問力を身につけたら今までと違った知識や情報・人間関係を作り出すことができます．ぜひ，活用してください．

　質問というと聴くこととは違うことのように感じますが，ここでは効果的な質問を行うことで相手に多くを話してもらい，"聴くこと"を行う質問の技術を学びましょう．

1　質問技法

まず一般的に質問の種類には，3種類の質問があります．
　①開放型質問……5W1Hを使う
　②閉鎖型質問……YES/NOで答える質問
　③選択の質問……選択肢の中から選ぶ質問
この3つの質問方法を理解し，患者さんの指導に取り入れてみましょう．

①開放型質問……5W1Hを使う

開放型は，いわゆる5W1Hを使う質問で疑問詞からはじめる質問です．
　WHAT……何を
　WHEN……いつ
　WHO　……だれが
　WHERE…どこで
　WHY　……なぜ
　HOW　……どのように
疑問詞から始まる質問は，相手にじっくり考えてもらうときに活用するとよいでしょう．

②閉鎖型質問……YES／NO で答える質問

　答えが，「はい」「いいえ」「分かりません」のどれかになる質問．ものごとをはっきりしたいときに使用します．

　例えば，「今日は，朝食を食べましたか」など，答えが考えなくても出てくるものに活用します．

③選択の質問……選択肢の中から選ぶ質問

　選択の質問は，複数の選択肢の中から選んでもらう質問で「WHICH どれを」という疑問詞を使います．

　例えば「ワンタフトか歯間ブラシどちらをまず使用しますか」というように活用します．

　保健指導のときに知らずとこのような質問方法を使っているという方も多いと思います．違いをしっかりと理解し使い分けをすることで，患者さんを混乱させたり，あやふやな状態を長引かせないようにしたりすることができますから，違いをしっかりと理解して使い分けができるようにしていきましょう．

　次に歯周病コーチングで，どんな質問を投げかけたらいいのか分からなくなったときや，とっさのときに役に立つ「なぜ？と何？」の違いを理解しましょう．

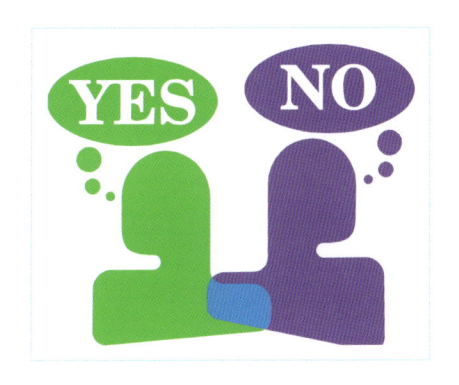

2　なぜ？となに？

　仕事を失敗した，患者さんが指導した通りに行ってくれないなど，問題が起こったときに「なぜ？○○しないんだ」「なぜ？○○してしまったんだ」という言い方をしてしまいがちですが，歯周病コーチングでは，"なぜ"を"なに"に変えて考え使うようにしましょう．なぜならば今までのティーチングの指導方法に慣れているので"なぜ"という質問が出やすいからです．

　まず，"なぜ？"という言葉から何を感じとることができるでしょうか．また患者さんが"なぜ？"と質問されたときに，どのような反応をしているでしょうか．その反応は，問題の解決や原因の解明につながっているでしょうか．

"なぜ？"といわれたときに，問題の解決や原因の追及などはできません．なぜ？の次にくる言葉のなかには，"あなたは"という言葉が隠されています．それは，その人自身の性格や能力の批判，もしくは指摘する側の感情的なはけ口としての言葉が続くことが多いことを知っておきましょう．ですから，「なぜ？」といわれると経験から防衛反応が起こり，言い訳を考えはじめます．「なぜ？」「どうして？」は言い訳を引き出してしまうのです．それでは，問題の解決にはならないし二人の間の信頼関係も崩れかねません．"なぜ？"を"なに？"に変えると「何が？そのときに足りなかったと思いますか」や「何か他に必要なことはありますか」という質問に変えることができます．すると「起きている問題に焦点があたり」しっかりと自ら考え解決策を出すことができるようになります．それが問題解決に向けて動き出す行動変容へと結びつきます．

　例えば，重度の歯周病患者さんにタバコの本数を減らしてもらいたいときに，「なぜ？タバコを減らしてくれないんですか」と「タバコを減らしてもらうのに，何をお手伝いすればいいですか」とでは，患者さんの受け取る印象も違いますし信頼関係も壊すことはないでしょう．この言い回しで患者さんとの一歩踏み込んだ関係も作れることが可能になります．

　また，「何が，目標達成の障害になったんですか？」など患者さん自身への指摘を歯間ブラシを指導されたが使わないとか，1日2分間しか歯磨きしないなど，「行動としなかった障害」に焦点を当てることで，患者さんは，自分が歯磨きしなかったことを責められる，怒られるという感情から離れて客観的に自分の行動を振り返り，問題点に気づき改善方法を見つけることができるようになるでしょう．

3　GROW モデル

　コーチングの基本プロセスとして「GROW モデル」というのがあります．これは，歯周病コーチングでも活用できるので紹介します．

　GROW とは，「成長する」「育成する」「育む」という意味ですが，コーチングのプロセスの一つを示す頭文字となっています．問題意識を明確にするために，願望・目標・現実をはっきりと自覚し明らかにする必要があるときに有効です．

> Gは「ゴール」願望や目標をあきらかにする
> Rは「リアリティ」現実をあきらかにする
>   またRは「リソース」としても使い，資源の発見にも使用する
> Oは「オプション」選択肢の創造です．
> Wは「意思」選択肢の中から選び必ず実行する意思の確認

（田近秀敏：実践　ビジネス・コーチング―プロフェッショナル・コーチの道具箱―，PHP研究所，東京，2003．より引用）

　患者さんとの関係で，あやふやなまま保健指導が行われていることがないでしょうか．例えば，このあいだ説明したから覚えているだろうとか，まぁまぁEPPも落ち着いているから大丈夫だろうとか，医療者側は理解し，管理できていても，そこに患者さんの意思や意見が取り入れられていないことが多くないでしょうか．

　GROWモデルは，慢性の歯周病患者さんとの関係を結ぶ一番初めに確認しておくとその後の関係がスムーズに進みます．

4　SMARTの5つの特性

　この特性もコーチングの技術で，歯周病患者さんの目標設定を決めるときに活用できるので，SMARTの5つの特性を紹介します．

> S ……… Specific ……………具体的
> M ……… Measurable ………計測可能
> A ……… Attainable …………達成可能
> R ……… Relevant …………適切
> T ……… Time Phased ………期限付き

（田近秀敏：実践　ビジネス・コーチング―プロフェッショナル・コーチの道具箱―，PHP研究所，東京，2003．より引用）

S！Specific（具体的）

　患者さんと医療者とは，専門知識の差からその理解の差は大変大きいことを理解し，患者さんの口腔内の状態を患者さんへ分かりやすく説明し理解してもらう必要があります．いろんなツールを使用したり図を書いて説明したり，口腔内写真やカメラ・細菌検査などを使い，患者さんに現状を理解してもらいます．より具体的に患者さんが望む状態を具体的にあげてもらうことを行います．

M：Measurable（計測可能）

計測可能とは，具体的な数字を目標にあげることです．患者さんと歯周ポケットの状態の数値が 3mm 以下になるなど目標が計測可能なものを用意し，いくつかの目標設定を患者さんと相談のうえ決定し，その段階を明確にするとよいでしょう．その他，BOP 状態や PCR の数値などの変化を指標にするとよいでしょう．

A：Attainable（達成可能）

達成可能であるかどうかですが，医療者側は，患者さんの健康的な理想の口腔内について想像ができます．しかし患者さんは，自分の口腔内の状態をエックス線や出血傾向などでどのくらい進行していて，どのくらい回復するのか悪くなるのか想像することは大変難しい作業です．具体的に患者さんに理解してもらい，健康な口腔内の状態を想像できるようにしてもらいましょう．そして達成可能な数値目標を患者さんと立てます．

R：Relevant（適切）

例えば，いきなり患者さんから，若いときのような咬合が欲しいからその状態までもっていきたいといわれても無理があります．また，重度の患者さんにすべての歯について良好な状態を期待するのは患者さんにとってはストレスになってしまうこともあるので，患者さんとしっかりとコミュニケーションをとり，適切な目標設定をしましょう．

T：Time Phased（期限付き）

目標は，ビジョンや夢とは違い，いつまでに達成するのかという期限を明確にする必要があります．歯周病の進行状況によってブラッシングによる改善や PMTC や SRP・P-cur フラップなど重症になればなるほど重篤な治療が必要になりますが，それも患者さんの理解を求め，段階段階において目標設定を行うとよいでしょう．

5　目標を明確にする質問例

患者さんに口腔内の状態を理解してもらったら，その患者さんにあわせて目標の設定を行っていきましょう．

「まず，神田さんは，どんな状態のお口の状態を手に入れたいと思ってますか」
「どのような状態であれば達成感を持つことができますか」
「今，もっとも大切な目標はなんですか」
「1 週間後，どのようになっていたいですか」
「自分の状態がどのような状態だったら最高ですか」
「具体的に表現してください」
「何が，食べられたら嬉しいですか」

大切なことは，患者さん自身が自分の状態を理解し改善していることを実感することができることです．患者さん自身が自分の言葉で望む状態を表現できることが大切です．

　患者さんが実感し，達成できるように質問技法を使って目標設定を行ってみましょう．歯周病患者さんの長期にわたる管理の中でモチベーションを継続させるためにも質問技法を取り入れてみましょう．

第9章のポイント!!

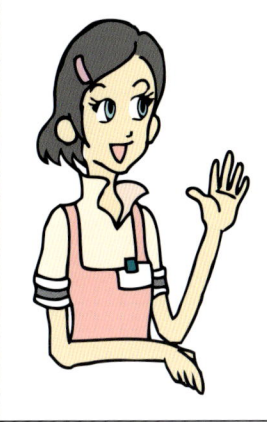

　なぜ？と何？の違いを理解する．自分の感情が怒りに支配されて相手を非難したくなったら関係をぶち壊してしまう前に"何が"相手にそうさせたのかの"何が"を思い出して使ってみてください．問題が大きくならずにあなたが望む方向へとすすみます．GROWモデルやSMARTの5つの特性については，特に女性が男性と会話するときに頭に入れておくとお互いの理解がスムーズに進みます．また年配の男性患者さんとの会話や，学会発表などの多くの人の前で話すときなどは，役に立ちます．

第10章

歯周病コーチング ―まとめ―

「歯周病コーチングってどの患者さんにも使えるんですか」「歯周病コーチングって何をするんですか」など質問を受けます．今までにない新しいコミュニケーションのスキルであるコーチングは，いろんな可能性に満ちていると私は考えています．コーチングを行う人によってその効果は様々です．本書は歯科医療従事者がすぐに使えるように工夫した内容になっています．来院された患者さんへぜひ，応用してみてください．目に見える成果を手にしていることでしょう．

第1章から第9章までに歯周病の患者さんへコーチングを行う方法を理解していただけたと思います．第10章は，患者さんへの歯周病コーチングをどのタイミングで使えばよいのか学んでいきましょう．歯周病コーチングを行うときのポイントは5つあります．

> 1) 歯周病コーチングを使う患者さん使わない患者さん
> 2) 歯周病の診断・治療計画
> 3) 患者さんの状態の把握
> 4) 全身疾患を踏まえた指導
> 5) 歯周病コーチングによる行動変容

この5つのポイントに沿って学んでいきましょう．

1 歯周病コーチングを使う患者さん・使わない患者さん

歯周病コーチングを行うには，まずはじめに患者さんとコミュニケーションがとれていて，信頼関係が構築されていることが必要となります．信頼関係の構築にはアクティブ・リスニング（積極的傾聴）を使い，十分に患者さんの状態を聞き出し，把握しておくと共に，患者さんが本当に望んでいることに集中する必要があります．

歯周病コーチングは，「この状態を少しでもよくしたい」「治したい」「好きなものをしっかり味わいたい」「口臭をなくして楽しくおしゃべりしたい」など，患者さんが今の現状ではいけないと理解し，日々の行動を変える方法を医療者と共に模索し，患者さんが自ら口腔内を管理できるようになることを自覚していることが大切になります．歯周病コーチングの個性の認識を思い出し，患者さんの個性を踏まえた対応を心掛けましょう．

患者さんの中には，「痛みがないから，このままでいい」と言われる患者さんもいらっしゃいますし，自分の生活を変えてまで取り組まなければいけない，と自覚ができない患者さんもいらっしゃいます．または，自覚はあるのかもしれませんが，痛みがないために強い動機づけとならずに，あまりに医療者が働きかけたことで来院しなくなる患者さんがいらっしゃいます．そのような患者さんには，歯周病コーチングは役に立たないばかりか，患者さんが来院しなくなり，歯周病が重症化する可能性もあります．患者さんへ歯周病コーチングを行う場合の見極めは，もちろん患者さんとの信頼関係を土台に行うことをお勧めしますが，そのような患者さんばかりとは限りませんから直接，患者さんへ歯周病コーチングを行ってよいか"たずねる"こともお薦めします．

歯周病コーチングは，すべての患者さんに使用でき，行動変容を引き起こすことができるかというと，そうではありません．**歯周病患者さん自身に，少しでも状態をよくしたい，改善したいという強い意志がなければ効果が期待できません．**歯周病コーチングを使用するときには，相手の患者さんがどのような状態であるのかしっかりと見極めましょう．

2　歯周病の診断・治療計画

はじめに歯周病診断と治療計画を立てます．歯科医師の指示のもと，歯科保健指導を行います．歯科保健指導の中にこの歯周病コーチングを取り入れましょう．まず，初回の歯周検査をしっかりと行い，患者さんにもその検査結果を理解してもらいます．患者さん自身に歯周病と歯周病の状態を理解してもらいます．それから歯科保健指導で目標を患者さんと立てます．例えばEPP8mmを5mmにする．PCRを出すなどして具体的な共通の認識と，目標を一緒に立てます．そのときに患者さんの理解の度合いや，取り組む姿勢などチェックして歯周病コーチングを行うことで，効果を引き出すことができる患者さんかどうかも見極めの材料としましょう．患者さんの中には，施術だけやってもらえばいいと思っている患者さんもいらっしゃるので，患者さんが何を求めているのかをしっかりと理解しておきましょう．

歯周病コーチングを行う場合は，歯周病の診断と治療計画が必要です．しっかりと

図：歯周病のリスクファクター

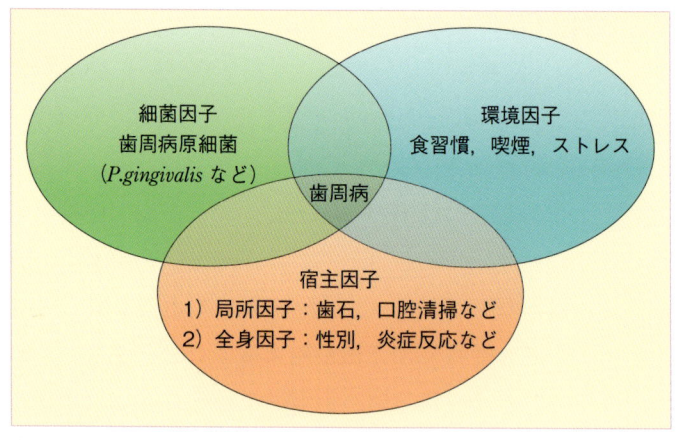

細菌因子
歯周病原細菌
(*P.gingivalis* など)

環境因子
食習慣，喫煙，ストレス

歯周病

宿主因子
1) 局所因子：歯石，口腔清掃など
2) 全身因子：性別，炎症反応など

（上田雅俊，音琴淳一，栢　豪洋，野村慶雄，渡辺考章：新・歯科衛生士教育マニュアル 歯周病学，54，クインテッセンス出版，東京，2011．）

歯周病のリスクファクター

歯科医師と連携をとり，治療計画を立てましょう．

（1）歯周病についての復習

　歯周病の復習を少ししましょう．歯周炎は，一部を除き早期に発症し，進行が早い点が異なります．若年性歯周炎，早期発症型歯周炎，侵襲性歯周炎などと呼び方があり，基本的に歯周炎とされています．歯肉の炎症が限局した状態から歯根膜へと波及し，歯槽骨の吸収まで進行した歯周炎は，患者さんそれぞれの全身の健康状態や，口腔内の状態，咬合や，唾液にいたるまで，幅広い原因因子を考える必要があり，プラークのみでは説明がつかない場合があります．歯周病リスク因子として整理され，様々なモデルが提唱されています．

　図のリスクモデルの宿主因子，細菌因子，環境因子に分類される各因子が大きくかかわると歯周組織破壊が高くなります．歯周病コーチングは，図の環境的因子の軽減に役立てることができます．患者さんの生活環境や社会環境からくる歯周病への影響を，医療者が口腔内の状態から全身の健康を慮る指導や，本人の自覚と行動変容を起こすことができれば，患者さんの健康に寄与できるでしょう．

（2）患者さんを知る

　歯周病コーチングでは，患者さんの個性を知ることやアクティブ・リスニング（積極的傾聴）を使い，患者さんの環境の把握に努めましょう．患者さんのことが少しでも理解できれば改善のヒントを見つけることができるでしょう．また，歯周病コーチングでコミュニケーションの質を高めたことで，患者さんと共に歯周病の改善ポイントを創作することができるでしょう．

第10章　歯周病コーチング　—まとめ—

　個人病院の医療者は，目の前で患者さんの"死"に直面することは，医療事故以外にほとんどないことです．しかし患者さんが歯周病で抜歯を余儀なくされたり，いろいろな問題で歯を喪失することが，ゆっくりと確実に健康を脅かし，老化を早めたり認知症をすすめたりする可能性のあることを知っています．予防的観点から患者さんに接し，診ることができる立場にある医療者にこそ歯周病コーチングの技術を，10年後20年後の患者さんの健康にアプローチできるスキルとして活用していただきたいと思います．

3　患者さんの状態の把握

　歯周病患者さんは，①初診時から歯周病の治療を目的として来院される患者さんと，②う蝕治療を希望し来院され，歯周病が見つかり治療が必要だと診断される患者さんの2通りいらっしゃいます．歯周病治療を目的の患者さんの中には，他院にて歯周病治療がうまくいかずに来院される方がいらっしゃいますが，そのような他院とは，違うアプローチを希望の方に，歯周病コーチングのスキルが大変役に立ちます．

　以下の内容を歯周病コーチングのアクティブ・リスニング（積極的傾聴），うなづき，ミラーリングなどを使い，患者さんから聞き取りましょう．

- ・来院時の経緯
- ・失望と希望と理想
- ・生活環境
- ・社会環境
- ・食生活

　患者さんの状態の把握を行い，歯周病コーチングの土台である信頼関係をつくります．また，指導の必要があることはしっかりと指導を行います．私が歯周病コーチングを行う場合に1番力を入れるのが，初対面のときの問診面接時です．患者さんには，あなたの担当の歯科衛生士であること，そして患者さんが望む良い状態へと向かうように協力をおしまないことなどをお話しします．患者さんの中には，歯科恐怖症など持っていらっしゃる方がいますので，その場合などにはカウンセリングルームがあれば患者さんが安心していろんなお話をしてくれることでしょう．気を付けなければいけないのは，限られた時間の中での患者さんの聞き取りは，患者さんの事柄に惑わされて肝心なことが聞き出せないことがあります．関係ないことだと思ったら患者さんに，「時間が限られているので」などと対応して次の予約時に聞くことにし，ポイントについて話を戻すようにしましょう．

4　全身疾患を踏まえた指導

　歯周病患者さんには気をつけなくてはならない全身疾患を持っている方もいらっしゃいます．患者さんの環境については，歯周病コーチングを使い，行動変容へと導くことができますが，生体反応については関与できません．フォローとして患者さんへの情報発信だけは，常時新しい情報を収集し知識を蓄えましょう．私が2010年から歯周病コーチングで取り入れているのは，プロバイオティクスと栄養指導です．私が所属している日本アンチエイジング歯科学会で第1回の勉強会が2010年スウェーデン大使館で行われたり，サプリメントアドバイザーなどの講習会が開かれています．

　バクテリアセラピーの取り組みは，歯周病患者さんへの必須の情報だと私は考えます．歯周病と免疫力との関係はいうまでもなく，食事管理や栄養指導のスキルも合わせて細菌のコントロールを視野に入れた指導は，これからの歯周病患者さんへの指導を助けることでしょう．

　私が患者さんへ勧めているのは，バイオガイアジャパン（株）L・ロイテリ菌乳酸桿菌の嫌気性菌です．嫌気性菌であるL・ロイテリ菌は，抗菌物質を出す特性を持ちます．これはバイオフィルムの中に入り歯周病菌その他の菌を抑制することが考えられ，歯周病患者さんには大変有効だと考えます．その他乳酸菌なので，免疫力アップも期待できます．栄養指導や生活指導，プラスこのように新しい情報・知識を患者さんの指導に取り入れることで歯周病患者さんのモチベーションの継続に役立てましょう．

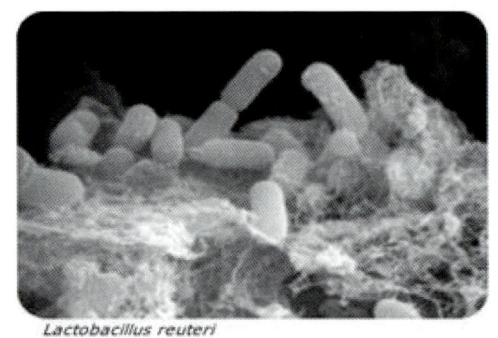

Lactobacillus reuteri

（バイオガイアジャパン（株）より資料提供）

5　歯周病コーチングによる行動変容

　この頃，重症の歯周病患者さんの口から発せられる言葉の中に大変気になる言葉があります．「今まで，こんなに教えてもらったことがなかったし，自分の歯がどうなるのか分からなかった」問題は3つあると考えられます．
　①歯科衛生士不足
　②指導に時間を取っていない

③保険点数が治療時間に見合わない

慢性疾患である歯周病を治療することは大変難しいですし，保険点数は限られているので歯科医院経営には歯周病の患者さんばかりを治療対象者にすると大変な負担になると考えられます．

そのような負担の軽減に自費治療することはできないだろうかと考え，歯周病コーチングを取り入れたプログラムを行いました．

〈歯周病コーチングを取り入れたプログラム〉

2週間に1回もしくは1カ月に1回／1時間（歯周病コーチング，施術に各30分ずつ）歯周病患者さんへ自費治療を説明し歯周病管理を行うことを提供しました．歯科医師による診断と説明後，歯周病管理となり，施術と並行して歯周病コーチングを行いました．

例）
　　37歳　男性　会社員
　　2009年9月から担当
　　面接問診
　内容：全身疾患，家族構成，家族の病歴，食事内容・時間，嗜好などをアクティブ・リスニング（積極的傾聴）を使い聴く
　　EPPは5mm以上 BOP（＋）動揺歯多数，排膿箇所多数．下顎はすべて排膿あり，ヤニが固く口臭あり，右上前歯は欠損しダミーTEKが固定
　　患者さんの希望：これ以上抜歯は行いたくない
　　　　　　　　　義歯も入れたくない

まず私が行ったことは，アクティブ・リスニング（積極的傾聴）を使い信頼関係の構築，以前に指導された歯周病の知識の確認，ご自身の口腔内の状態をどのように理解しているのか気持ちを丁寧に聴きました．口腔内の不快感や，口臭が気になること，動揺する歯が抜けるのではないかという不安，咬合による痛み，これからどうなるのか分からない不安などを話してくださいました．聞き出しが終わってから理想の自分の口腔内を話していただき，それを手に入れるためにはどのようなことが必要になるのかを説明，指導を行い理解していただきました．そして歯周病コーチングを行い，行動を具体的に起こし，目標を決めました．

現在，2012年では本人の希望により2カ月に1回のリコール管理になっています．タバコも止め，食事管理も行い，サプリメントも積極的に飲んでいただいています．残念ながらEXTをしなければいけない歯については，そのリスクについても理解していただき納得してもらっています．

6　まとめ

　歯周病コーチングはすべての患者さんへは使えません．患者さんの性格を知り，歯周病の状態を把握して，より良い歯周病管理を患者さんと共に行えるようにしましょう．また慢性疾患である歯周病は，行動変容が不可欠です．口腔から全身への健康維持をサポートできるテクニックである歯周病コーチングは，患者さんへのアプローチに大変役に立ちます．これをヒントに全身疾患を視野に入れた指導内容を構築してください．

　患者さんも医療者も満足のいく関係を手に入れることができるようになるでしょう．

　歯周病コーチングは患者さんとのコミュニケーションスキルですから，個性や年齢など違う患者さんなど様々ですが，いろんな場面で活用ができます．ぜひ身につけ，役に立てて医療者としてのレベルを上げていきましょう．

　どのように歯周病コーチングを行えばよいのか分からなくなる場合もあると思い，意見交換のツールとしてSNSを設けました．アクセスをしていただけると歯周病コーチングのセミナー予定やサポートが受けられますので活用していただければ幸いです．

石田恵子HP
　http://www.synergy-c.co.jp/synergy/coach_keiko/coach_keiko.html

サポートシステム
　http://www.synergy-c.co.jp/synergy/coaching

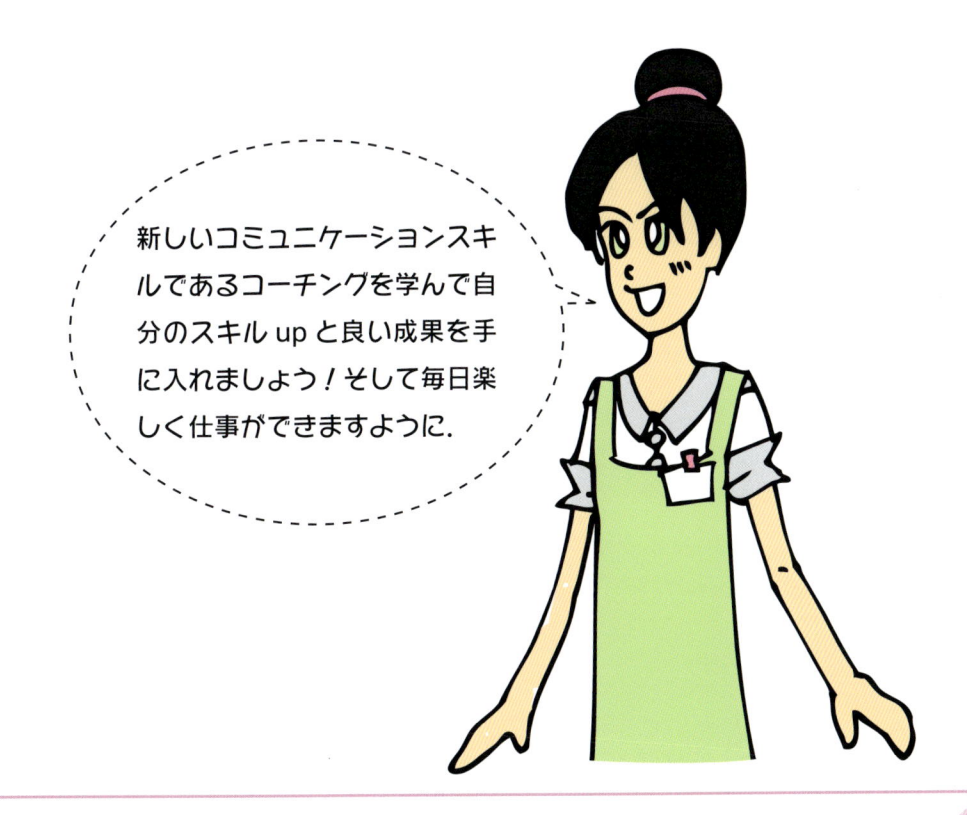

第 10 章　歯周病コーチング　―まとめ―

新しいコミュニケーションスキルであるコーチングを学んで自分のスキル up と良い成果を手に入れましょう！そして毎日楽しく仕事ができますように．

〈参考文献〉

1) ローラ・ウィットワース，ヘンリー・キムジーハウス，フィル・サンダール，CTIジャパン訳：コーチング・バイブル，第1版，東洋経済新報社，東京，2002.
2) 加藤諦三：「行動できない人」の心理学，PHP研究所，東京，2010.
3) 鈴木義幸：コーチングが人を活かす，ディスカヴァー・トゥエンティワン，東京，2004.
4) 國分康孝（編）：カウンセリング辞典，誠信書房，東京，2001.
5) 伊藤敦子，石川和夫：実例に学ぶ店長のための現場を活かすコーチング，商業界，東京，2003.
6) 本間正人，松瀬理保：コーチング入門，日本経済新聞出版社，東京，2009.
7) イノベーションクラブ：聴く力，ダイヤモンド社，東京，2009.
8) 鈴木秀子：9つの性格　エニアグラムで見つかる「本当の自分」と最良の人間関係，PHP研究所，東京，1998.
9) 田近秀敏：実践　ビジネス・コーチング―プロフェッショナル・コーチの道具箱―，PHP研究所，東京，2005.
10) 安村明史：9タイプ・コーチング　部下は9つの人格に分けられる，PHP研究所，東京，2006.
11) 日本産業カウンセラー協会：初級産業カウンセラー養成講座テキスト，東京，2000.
12) 福祉士養成講座編集委員会：新版　社会福祉士養成講座（10）　心理学，中央法規出版，東京，2007.
13) 中央労働災害防止協会：心理相談専門研修テキスト2003-2004，中央労働災害防止協会，東京，2003.
14) 日本糖尿病学会：糖尿病治療ガイド2008-2009，文光堂，東京，2008.
15) 上田雅俊，音琴淳一，栢　豪洋，野村慶雄，渡辺孝章：新・歯科衛生士教育マニュアル　歯周病学，クインテッセンス出版，東京，2011.
16) 花田信弘（監修），武内博朗（編著）：歯科発ヘルシーライフ　プロモーション　～食育・生活習慣指導と栄養管理～，デンタルダイヤモンド社，東京，2011.
17) 野口俊英：日本歯科評論別冊2006　これで大丈夫！患者さんへの情報発信　歯周病と全身疾患，ヒョーロン，東京，2006.
18) 伊藤　守：図解　コーチングマネジメント，ディスカヴァー・トゥエンティワン，東京，2005.
19) 中谷彰宏：心の中に火をつける50のヒント，三笠書房，東京，1997.

索　引

●あ行

相づち　52
あきらめない　38

言い換え　66
言えた　17

うなづき　53

エゴグラム　25，26
エニアグラム　27，58，60

オウム返し　68

●か行

開放型質問　72
カウンセリング　42，43
がっかりした態度をとらない　37
環境　18
感情　31
感情中枢を好むとは　60
感情を反映した言い換え　66，67

聞く　50
訊く　50
聴く　50
聴くステップ　51
基本的欲求　41

口コミ　12，13
クライアント　10
クレーム対応　44

言語　15
言語コミュニケーション（バーバル）
　16

交流分析　25

交流分析：四つの柱　25
声なき声　69
声のトーン　15
コーチング　43
国際コーチ連盟　8
心構え　34
コミュニケーション　14

●さ行

サービス業　9
サプリメントアドバイザー　82
サポートシステム　84

自我状態　26
思考中枢を好むとは　60
自己開示　24
自己管理　55
歯周炎　80
歯周病コーチング　12，30
歯周病コーチングの例　45
質問技法　72
自分の性格傾向　28
守秘義務　11
承認のスキル　48
ジョハリの窓　23
身体言語　15

ステップ　35

性格　22
性格診断テスト　61
セオリー　35
積極的傾聴　66
選択の質問　73

●た行

挑戦　65

伝える力　19
伝わった　17

ティーチング　43
定義　8

問い　11

●な行
なぜ？となに？　73

●は行
バクテリアセラピー　82

非言語コミュニケーション（ノンバーバル）　16
表情　31

フィードバック　24
フェイス・トウ・フェイス　51

閉鎖型質問　73

防衛規制　40
防衛本能　33
ボディーランゲージ　15，31
本能中枢を好むとは　61

●ま行
マズロー　40
マズローの欲求段階説　40

見極め　79
ミラーリング　54

明確化　66

モチベーション　30

●や行
要約　66，67

●わ行
悪い例　44

●英数字
10年後を見据えた指導を行う　38
4つの礎　11
4つのタイプ　58
5つの特性　75

coach（コーチ）　10
GROWモデル　74
L・ロイテリ菌乳酸桿菌　82
SMART　75
TA（交流分析）　26

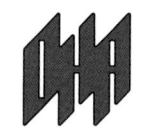

石田　恵子（いしだ　けいこ）
　　1986 年　歯科衛生士免許取得
　　2002 年　厚生労働省認定　初級産業カウンセラー認定
　　2003 年　中央労働災害防止協会　心理相談員認定
　　　　　　日本コーチ連盟普及委員会　副委員長就任
　　2004 年　『わかり合えるコーチング』セミナー開催
　　2006 年　日本アンチエイジング歯科学会　サプリメントアドバイザー認定
　　　　　　日本アンチエイジング歯科学会　ビューティアドバイザー認定
　　2012 年　日本アンチエイジング歯科学会　第 7 回名古屋学術大会　ワークショップ

　　　　　　日本アンチエイジング歯科学会　常任理事
　　　　　　（株）シナジーコンサルティング　コーチング企画室主任

石田恵子 HP
　　http://www.synergy-c.co.jp/synergy/coach_keiko/coach_keiko.html

毎日の診療が楽しくなる　歯周病コーチングのヒントと応用
2012 年 5 月 15 日　第 1 版・第 1 刷発行

　　　　　　　　　　　　　　著者　石田恵子
　　　　　　　　　　　　　　発行　一般財団法人　口腔保健協会

　　　　　　　　　　　　　　〒170-0003　東京都豊島区駒込 1-43-9
　　　　　　　　　　　　　　振替 00130-6-9297　Tel 03-3947-8301（代）
　　　　　　　　　　　　　　　　　　　　　　　 Fax 03-3947-8073
　　　　　　　　　　　　　　　　　　　http://www.kokuhoken.or.jp/

　　乱丁・落丁の際はお取り換えいたします．　　　　印刷・製本 / 木元省美堂
　　　　　　　　　　©Keiko Ishida, 2012. Printed in Japan〔検印廃止〕
　　　　　　　　　　ISBN978-4-89605-282-4　C3047

本書の内容を無断で複写・複製・転載すると，著作権・出版権の侵害となることがありますので御注意ください．
JCOPY＜（社）出版者著作権管理機構　委託出版物＞
　本書の無断複写は著作権法上での例外を除き禁じられています．複写される場合は，そのつど事前に，（社）
出版者著作権管理機構（電話 03-3513-6969，FAX 03-3513-6979, e-mail：info@jcopy.or.jp）の許諾を得てください．